ルポ「命の選別」

誰が弱者を切り捨てるのか？

千葉紀和
上東麻子

文藝春秋

ルポ「命の選別」誰が弱者を切り捨てるのか？◎目次

まえがき

新型コロナウイルスが猛威を振るう。増え続ける感染者。医療現場は人工呼吸器もベッドも足りない。救命の見込みが乏しそうな人の呼吸器を外すよう、医師が指示する。別の患者に付け替えるためだ。その命よりも、こっちの命を優先する。そのとき切り捨てられるのは、障害や病気のある弱者ではないか——。

コロナ禍に揺れる２０２０年春。市民団体や障害者団体から「命の選別」を危惧《きぐ》する声が相次いだ。障害学会も警鐘《けいしょう》を鳴らす声明を出した。

幸いなことに、日本はそれを実行する事態にはまだ直面していない。だが、先回りして考えようと医療や倫理の研究者らが判断基準の試案を作り、「優生思想につながる動きだ」と波紋《はもん》を広げた。冬場にかけて感染のさらなる拡大が見込まれ、次に何が起きるか、障害者らの不安は募《つの》る。

近年、「優生思想」がクローズアップされる事態が相次ぐ。

社会を震撼させた２０１６年の相模原殺傷事件は、障害者施設「津久井やまゆり園」で入所者ら45人を殺傷した男の「障害者は不幸を作ることしかできない」といった言動が注目を集めた。２０１８年には旧優生保護法下の強制不妊手術の被害者が国家賠償を求めて提訴し、被害者への一時金支給法が翌年成立した。戦後最大級の人権侵害にようやく光が当たり、「不良な子孫の出生防止」を掲《かか》げた優生政策の罪が厳しく問われた。

世間では、優生思想の愚が盛んに論じられた。

「どんな命も大切で平等だ」「内なる優生思想に抗《あらが》え」と。

全くその通りだ。異論はない。しかし、現場を取材してきた私たちには、どこか雲を摑むような違和感もある。

同じ時期、長らく「命の選別」と問題視されてきた出生前診断や着床前診断の大幅拡大が打ち出された。障害者施設の建設を巡《めぐ》り、各地で反対運動が相次いだ。ＬＧＢＴと呼ばれる性的少数者たちを「生産性がない」と公然と差別する政治家も現れた。「公益のため」、そんなもっともらしい理由でこれらを正当化する人たちもいる。匿名《とくめい》のネット空間では、相模原殺傷事件を起こした男の言葉に共感を寄せる書き込みがあふれている。

国家が推進した強制不妊は姿を消した。しかし、教訓は生かされているだろうか。

むしろ日本は、形を変えて「優生社会」化しているのではないか。

一方で、科学技術が万人の遺伝子レベルでの差異を明らかにし、ゲノム編集で次世代の遺伝子改変も可能になった。難病治療に期待が高まる半面、遺伝情報による差別が懸念される。これは障害者だけでなく、誰もが関わる問題だ。社会としてどう向き合うのか。対策は急務のはずだが、日本では腫《は》れ物のように扱われ、議論は深まらない。

いくつもの矛盾した現実が重なり合い、問題は複雑さを増している。

だから私たちは、現代の優生思想が問われる個々の出来事の背後で、誰が、どんな事情で、何を考えているのかを辿《たど》ることにした。「論」ではなく「事実」を地道に積み重ねることで、社会の通奏低音を明らかにするとともに、誰も幸せにすることのない優生社会化を問い直す糸口を探りたい、との願いからだ。

本書は毎日新聞紙上で2019年4月から続けるキャンペーン報道「優生社会を問う」を基に、新たに書き下ろした。生命科学や医学分野の問題を長く追ってきた私と、福祉や医療の分野で深い取材に定評がある上東との共同作業で形にすることができた。

強制不妊の人権侵害は放置され続けてきた。異常さに気づかなかったのは、メディアも同罪だ。命に優劣をつける線引きは、時代の空気や価値観によって容易に変わりうる。誰にとっても他人事《ひとごと》ではないはずだ。

過ちを繰り返さないよう、同時代の問題に向き合いたい。それが、メディアに籍を置く者の責務だと信じて。

2020年6月　千葉紀和

※本書は2020年6月（第6章のみ9月）までの取材に基づいています。人物の所属、年齢は取材当時のままとしました。

第1章　妊婦相手「不安ビジネス」の正体　新型出生前診断拡大の裏側

■「妊婦の不安を解消する」

無数の人々が行き交う首都の玄関口・JR東京駅から、皇居を背に数分歩く。目抜き通りを抜け、路上駐車が連なる路地に入ると、建設工事の騒々しい音が響いてきた。工事現場の隣に建つ古びた雑居ビルに、目的の場所はあった。

狭いエレベーターに乗り込み4階へ。ドアが開くと、すぐ目の前にクリニックの看板を掲げた扉が現れた。

「不安を抱えるすべての妊婦さんのために」

ここはウェブサイト上でそうPRし、人気を集めている。

そっと立ち入ると、待合室には10人近くの女性が座っていた。

大判のサングラスにマスク姿で顔がほぼ見えない金髪女性は、うつむいてスマホをいじっている。黒とピンク色のゴスロリ風ファッションの女性は、鞄から顔をのぞかせた同じ服のぬいぐるみに何か話している。遠方から来たのか大きなキャリーケースを携えた人、母親らしき年配者が付き添っている人……。女性たちは傍目には一様に若く、中には10代に見える人もいる。

クリニック側から事前に取材の了承を得ているが、施設内では女性たちに話しかけない約束だ。迷惑にならないよう、静かに長椅子の端に腰を下ろした。殺風景な待合室はオルゴール風の音楽が流れ、壁には日本郵便の「ゆうパック」のポスターが目立つ。

「次どうぞ」。若い看護師から声をかけられると、女性たちは一斉に隣の部屋へと入っていった。待合室と隔てるパーテーションのような間仕切りは、壁と呼ぶにはあまりに薄く、年配の男性医師の説明する声がはっきりと聞こえてきた。

「障害を持って生まれてくる子どもは社会問題になっています」

「これで不安は解消できますから」

10分ほどの説明を聞き終えた女性たちは、順番に窓口で検査を申し込んだ。検査は3種類ある。女性たちが選んだのは、最も高額な23万円の検査だった。

支払いの後、窓口の看護師は告げた。「検査結果はゆうパックでご自宅に届きます」。女性たちは別室で採血を済ませると、足早にクリニックを出ていった。

ここは学会指針に違反し正規の認定を受けていない、いわゆる「無認定施設」だ。提供しているのはＮＩＰＴという検査である。

■「3拍子」そろった検査

NIPTはNon-Invasive Prenatal genetic Testingの略。直訳は「侵襲的ではない出生前遺伝学的検査」となり、医学の分野では「母体血を用いた新しい出生前遺伝学的検査」と表記される。一般には「新型出生前診断」と呼ばれている。

新型出生前診断（NIPT）の検査キット

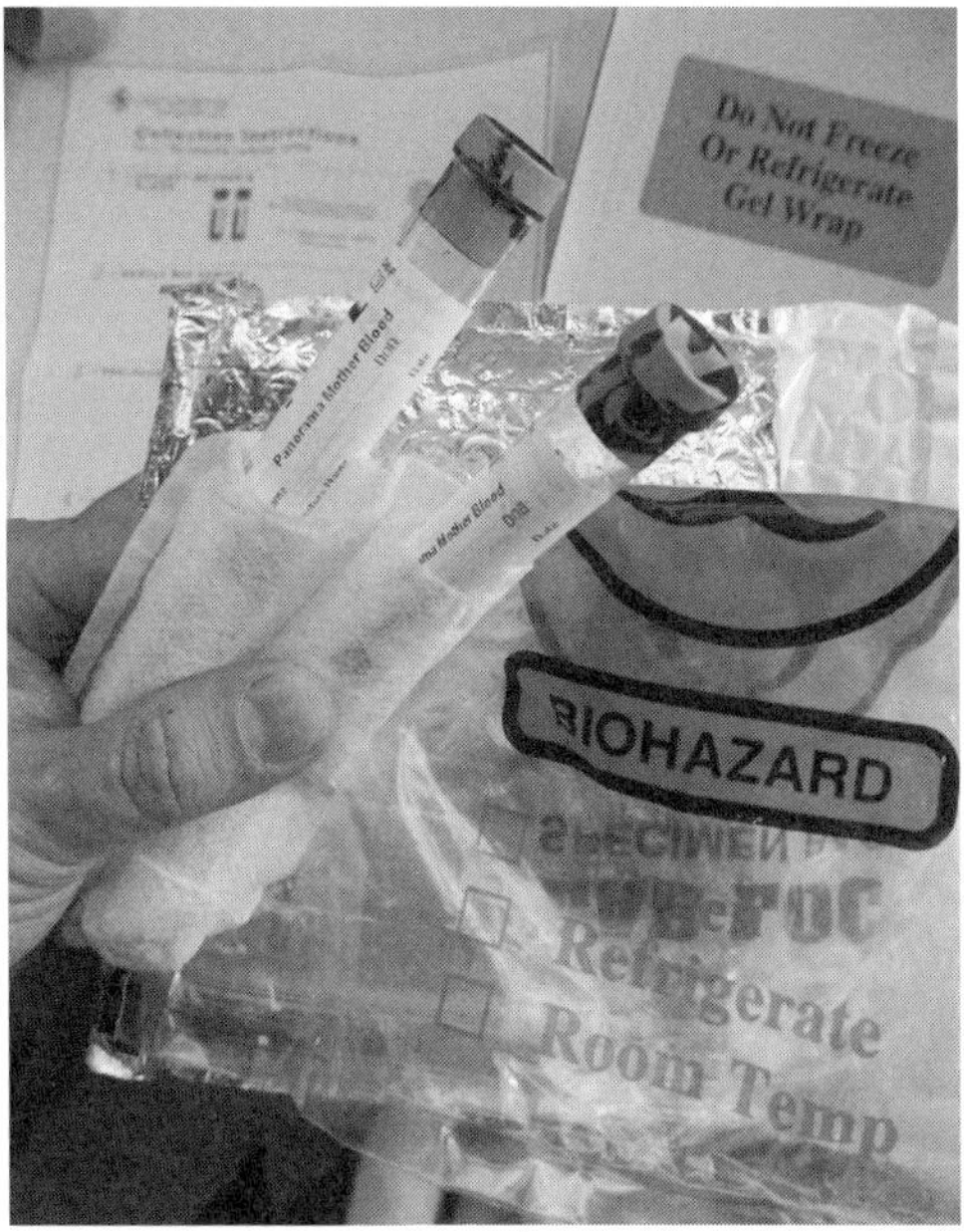

検査の仕組みはこうだ。まず妊婦から大さじ1杯分の血液を採って最新の装置で分析する。妊娠した女性の血液には、おなかに宿る赤ちゃんの染色体のかけらが胎盤から漏れ出て浮遊している。染色体は細胞の中に23対46本あり、その人の遺伝情報が詰まっている。

NIPTの新しさは、血液中の特定の染色体が含まれる割合を標準値と比べることで、その染色体の本数が通常と異なり、それに由来する病気や障害が胎児に生じるかどうかを推定する点にある。

おなかにいる赤ちゃんの病気などを生まれる前に調べる出生前診断。従来からある「羊水検査」や「絨毛《じゅうもう》検査」は妊婦のおなかに長い針を刺し、直接胎児の細胞を採取する必要がある。針を刺すから「侵襲的」で、流産する恐れもある。その割合は羊水検査が0・3％程度、絨毛検査は1％程度とされる。その点、採血だけで済むＮＩＰＴは流産の危険性がなく、妊婦の負担も軽い。「新型」と呼ばれるのには、こうした理由がある。

とはいえ、手軽に受けられるとしても、結果が当てにならなければ役に立たない。妊婦の血液から赤ちゃんの病気の確率を調べる手法には「母体血清マーカー検査」もあるが、信頼性に欠ける面がある。ところが、このＮＩＰＴは精度も高い。ここで分かりやすく「精度」と表現したが、正確には少し説明を要する。

検査の結果は「陽性」「陰性」「判定保留」の3通りで表される。ＮＩＰＴの特徴は「陰性」が出た場合の的中率の高さにある。結果が「陰性」なら、赤ちゃんが染色体数の変異に基づく病気である確率は99％以上「ない」と言える。逆に「陽性」の場合、信頼性は妊婦の年齢によって変わってくる。的中率は年配だと上昇するが、若ければそれほどでもない。どの染色体を調べるかによっても差が大きい。「陽性」が出た場合は診断を確定させるため、結果がほぼ確実な羊水検査や絨毛検査を受ける必要がある。それでも、大半の場合は「陰性」となるので、負担は軽く、結果も信頼できるというわけだ。

ちなみに、「判定保留」は血液中に含まれる赤ちゃんの染色体のかけらが少ない場合などに出て、通常は再検査することになる。

他の検査よりも早期に、妊娠10週頃から受けられるのも大きい。例えば羊水検査は、羊水の量が増える妊娠中期でなければ調べることができない。妊娠の初期に検査できれば、その分だけ妊婦の負担は軽くなり、結果を知って対応するにも余裕が生まれる。

妊婦の血液に含まれる赤ちゃんの成分を調べたり利活用したりする研究は、１９９０年代から世界で進められてきた。そこから赤ちゃんの染色体数の変異を診断する技術に発展させ、実用化したのは、米国カリフォルニア州サンディエゴに本拠を置くバイオベンチャー企業のシーケノム社。２０１１年のことだった。

■「黒船」に異例の規制

手軽で流産リスクがなく、妊娠初期から受けられ、結果が信頼できる――。そんな３拍子そろったＮＩＰＴが日本で利用できるようになるとのニュースが報じられると、「黒船襲来」のような衝撃が走った。

いくつもの市民団体や障害者団体が一斉に反対の声を上げた。理由として共通していたのは「命の選別につながる」というものだ。

検査結果が「陽性」であれば、胎児の異常を理由にした人工妊娠中絶の道が待っている。「染色体の変化による病気の人々が否定され、排除されかねない」

反発は強烈だった。こうした危惧が生じる背景や歴史的意味については後述したい。

問題意識は医療関係者にも共有された。日ごろ妊婦と向き合う産婦人科医らが所属する日本産科婦人科学会（日産婦）が中心となって、検査できる施設の認定に厳しい条件を付けて限定する指針を作った。さらに日産婦だけでなく、日本医師会、日本医学会、日本産婦人科医会、日本人類遺伝学会の5団体が「指針を尊重する」共同声明を出して了承する形をとった。

指針は冒頭で、NIPTについて3つの問題点を挙げている。

（1）妊婦が十分な認識を持たずに検査が行われる可能性がある

（2）検査結果の意義を妊婦が誤解する可能性がある

（3）胎児の疾患発見を目的としたマススクリーニング（集団ふるい分け検査）として行われる可能性がある

こうした問題に対応するため、規制の内容は多岐にわたっている。施設の主な条件を挙げると、

▽産婦人科医と小児科医が常勤。さらにそのどちらかは臨床遺伝専門医の資格が必要

▽遺伝の専門外来を設置する

▽専門家による遺伝カウンセリングを検査の前後で実施する

▽「陽性」が出た場合、診断を確定させるために羊水検査や絨毛検査ができる――など。

これだけの条件を満たせるのは大病院に限られる。幅広い専門家の目でチェックするため、施設の認定は日産婦ではなく、日本医学会が担うことにした。

検査を受けられる人も、高年齢の妊婦や、過去に染色体に変異のある子どもを妊娠した経験者、超音波検査で赤ちゃんが染色体に変異がある可能性が示された妊婦――といった条件を付けた。

そして、検査で調べる対象は21トリソミー（ダウン症候群）、18トリソミー（エドワーズ症候群）、13トリソミー（パトー症候群）の3疾患に限った。トリソミーとは通常2本の染色体が3本存在することを言う。23対46本ある染色体のうち、男女を決める性染色体を除く22対は、大きい方から順に1～22番と番号が振られている。例えば、21トリソミーは21番目の染色体が3本あることによる特性だ。

各学会と医師団体が共同で、規制の枠組みを作るのは異例のことだった。厚生労働省も指針を尊重するよう各都道府県などに通知を出した。NIPTはこうした条件の下、1例ごとにデータを蓄積する臨床研究という形で2013年4月に始まった。当初は15の医療機関だったが、施設の認定が進み、2020年1月時点で109の医療機関が認定を受けている。

■参入相次ぐ美容外科

ところが、開始から3年が過ぎた頃から、認定を受けない指針違反のクリニックがNI

PTを勝手に提供し始めた。日産婦はたびたび警告を発したが、効果はなかった。学会指針に違反しても、違法というわけではない。無認定施設はどんどん増えていき、冒頭のクリニックのように、堂々と集客を呼びかける施設まで現れた。

「全染色体を調べることができます」

「採血のみで短時間で終わります」

「年齢制限もありません」

無認定施設のサイトには、妊婦たちに良いことずくめであるかのような誘い文句が並ぶ。実際に利用する妊婦も少なくなさそうだ。しかし、こうした施設がどれだけあり、どんな人物がどのように実施しているのかは闇の中だった。

そこで、私たちはその実態を独自に調べることにした。

複数の業界関係者への聞き込みやインターネット上の情報を端緒に、各地のクリニックを割り出し、現地調査や電話取材を重ねた。取材は身元と取材目的を明かして全ての施設に2回ずつ試みたが、「取材には一切応じられない」と門前払いを受けるケースが多かった。やむなく、妊婦やその夫を装って覆面取材も試みた。検査希望と伝えると途端に愛想良く、口が軽くなった。登記や診療所開設届、保健医療機関指定届などの公的資料を調べ歩いたほか、自治体の保健所や地方厚生局に届け出ている診療科名も確認した。

2カ月間の調査の結果、2019年7月時点で少なくとも15都道府県に40カ所の無認定施設が存在することが判明した。しかも、その９割にあたる37施設が産科や産婦人科以外の診療科で、普段妊婦を診ることのない美容外科が21施設も含まれていた。内科や循環器科なども確認された。

産科や産婦人科ではない37施設には、検査にあたって非常勤の産婦人科医が携わっているかどうかも尋ねた。30施設が「携わっていない」と答え、残り７施設は回答しなかった。利用者の実数までは明確につかめなかったが、全施設合わせてこれまでに少なくとも１万件を超える検査を実施していた。１年以内に開始したのが25施設と、雨後の筍《たけのこ》のように現れていることも明らかになった。

なぜ、こうした無認定施設が急増しているのだろう。疑問の答えはすぐ見えてきた。実に簡単に儲《もう》かる仕組みだからだ。

ＮＩＰＴは自由診療で、価格を医療機関が自由に決めることができる。大半のクリニックは１回20万円前後で提供しているが、クリニックが手がけるのは採血して集めた検体を検査企業に送るだけ。染色体の変異などを分析するのは検査企業にお任せで、専門的な技術や経験は不要だ。利用者には「非確定的検査」だと断りを入れるので、結果に責任を負わなくても済む。それでいて「１件あたり５万～10万円の利益がある」と、検査の実情に詳しい業界関係者は明かす。要するに、手間もリスクもなく、利ザヤが大きいわけだ。

産科や産婦人科以外の施設が増加する要因は、規制の不備にある。日産婦はこれまで、無認定でＮＩＰＴを実施した医師３人を指針違反で懲戒処分にしたが、処分対象は日産婦の会員に限られる。産科医は日産婦からにらまれると、専門医の指定を受けられなくなるなど不利益が大きい。しかし、それ以外の医師は日産婦の指針を守らなくても何の罰則も課されない。

では、美容外科の参入が相次いでいるのはなぜだろう。

取材を通して見えてきた理由は、この分野の特徴にあった。豊胸や脂肪吸引、二重術などの美容整形は他人に知られたくない人が多い。美容外科クリニックは個別待合室を完備するなど、他の患者に会わない工夫を凝《こ》らしている。ＮＩＰＴも倫理的な問題をはらむため、検査したことを知られたくない妊婦が少なくない。「美容外科は健康な人しか訪れず、清潔で女性客が多い。プライバシーも配慮されており、実施施設としてうってつけ」。業界関係者はからくりを明かす。美容整形もＮＩＰＴも自由診療で健康保険などがきかないため、懐に余裕のある層が集まりやすい側面もある。

■「ぼったくりに近い」仕組み

妊婦たちに良いことずくめのような無認定施設の誘い文句は、本当なのだろうか。

まず「全染色体を調べる」と聞くと、生まれつきの全ての病気や障害が事前に分かると勘違いしそうだが、そうではない。

赤ちゃんの先天性疾患には、染色体の構造や遺伝子の変化、環境、薬剤の影響など、さまざまな要因がある。全染色体の本数の変異による病気は、先天性疾患全体の４分の１に過ぎない。学会指針に基づく３つの染色体に由来する病気だと、全体の５〜６分の１だ。ＮＩＰＴの「陰性」は、決して「先天性疾患の子どもが生まれない」ことを意味するわけではなく、むしろ分からないことの方が多い。

遺伝情報が詰まっている染色体は23対（22対の常染色体と１対の性染色体）がある。赤ちゃんはそれぞれの染色体を母親と父親から１本ずつ受け継ぐが、たまに片方から２本もらって計３本になったり、遺伝情報が突然変化したりすることがある。学会指針ではこのうち21番、18番、13番だけをみて本数の違いを調べるわけだ。

たった3つだけと思われるかもしれないが、これらを合わせると、染色体の変異による疾患全体の7割を占める。この３つの染色体は持っている遺伝情報が少なく、数に変化があっても流産せず、母親のおなかの中で成長することができる。21、18、13トリソミーの赤ちゃんが生まれやすいのは、こういう理由がある。

この３つの染色体以外では、男女を決める性染色体の数が通常と異なるクラインフェルター症候群の出生数が比較的多い。性染色体にはＸとＹがあり、通常はＸＸだと女性、ＸＹだと男性になる。クラインフェルター症候群はＸＸＹやＸＸＸＹの場合に生じる。男の子５００〜１０００人に１人の割合で生まれ、思春期に男性ホルモンの投与が必要になることが多いものの、軽症なら全く気付かずに成人する場合もある。

全染色体を調べる検査は、3つの染色体を調べる検査よりも、手間ひまをかけて丁寧に調べるのだろうか。実は、それぞれの検査でやっていることは変わらない。

NIPTを請け負っている大手検査企業を訪ねてみた。衛生面に配慮された検査室に、「次世代シーケンサー」という装置が並ぶ。これで、妊婦の血液に含まれる赤ちゃんの染色体のかけらが、何番の染色体に由来するかを分析する。

博士号を持つ検査責任者は「この装置にかけると、全ての染色体について変化の有無が見えています」と言う。違いは、その中から21番、18番、13番の3つだけを取り出して伝えるかどうかだ。

無認定施設では3つの染色体を調べる検査を、施設によって15万~18万円で提供している。だが、全染色体検査になると20万円を超える値付けになる。検査にかかる労力やコストは変わらないのに、伝える内容が変わるだけで、なぜか数万円も跳ね上がるのだ。

加えて、染色体の一部が細かく欠けている「微小欠失」まで分かることを売りにしている無認定施設もある。この検査だとさらに3万~5万円が上積みされ、25万円前後になる。

出生前診断に精通する東京慈恵会医科大学の佐村修教授(周産期医学)に尋ねてみると、「微小欠失は発生頻度《ひんど》が低く、検査の陽性的中率も高くない。妊婦の不安を煽《あお》って高額の検査を受けさせるのは、ぼったくりに近い」と手厳しい。

無認定施設が追加メニューを用意し、値段に差をつけた3種類の検査を提供していることは分かった。しかし、妊婦たちは各検査の違いや意味を理解できるよう、十分な説明を受けているのか気になった。

■不安を煽る営業トーク

無認定施設では、妊婦との間でどんなやり取りがされているのだろう。冒頭に紹介したクリニックで、説明の現場を取材することができた。

院長の男性医師は、待合室にいた検査希望の女性たちをまとめて部屋に招き入れた。女性たちが車座に座ると、おもむろに「この検査は世界60カ国でやられているものです」と切り出した。さらに「障害を持って生まれてくる子どもが社会問題になっています」と続けた。

ＮＩＰＴに関する簡単な説明を済ませると、「最後にオプションがあります」と告げ、全染色体と微小欠失を含む検査の紹介を始めた。「採血量はどの検査も一緒です。費用はちょっとプラスになるけど、微小でも大事なところが抜けたら障害を持って生まれてきますからね」

医師は説明を終えると、「質問をお受けします」と投げかけた。

一人の妊婦が尋ねた。「検体を検査企業に送るとき、事故があったらお金は戻ってきますか」「原因によりますね。うちは特別の運送会社に依頼していてトラッキング（追跡）できますから、お手伝いはしますよ。そこに弁償してもらいましょう」

やり取りはこれだけだった。質疑応答を含めて10分ほどで終わった。女性たちは採血までの間に、どの検査にするかを決めて申し込む。じっくり考えたり相談したりする時間はない。女性たちは息を合わせたかのように、最も高額な微小欠失まで分かる検査を選び、窓口で支払いを済ませていった。

別の無認定施設でＮＩＰＴを受けた女性からは、驚くような体験談も聞いた。

東京都内の女性会社員（38）は２０１９年５月、妊娠10週で近くのクリニックを利用した。「認定施設は予約を取りづらいと聞いていたし、遺伝カウンセリングのために何度も会社を休めないと考えたためだ。「『陽性』が出て中絶することを考えると、早いうちに受けたかった」と明かした。

無認定施設で検査を受けた女性と、送られてきた結果通知書

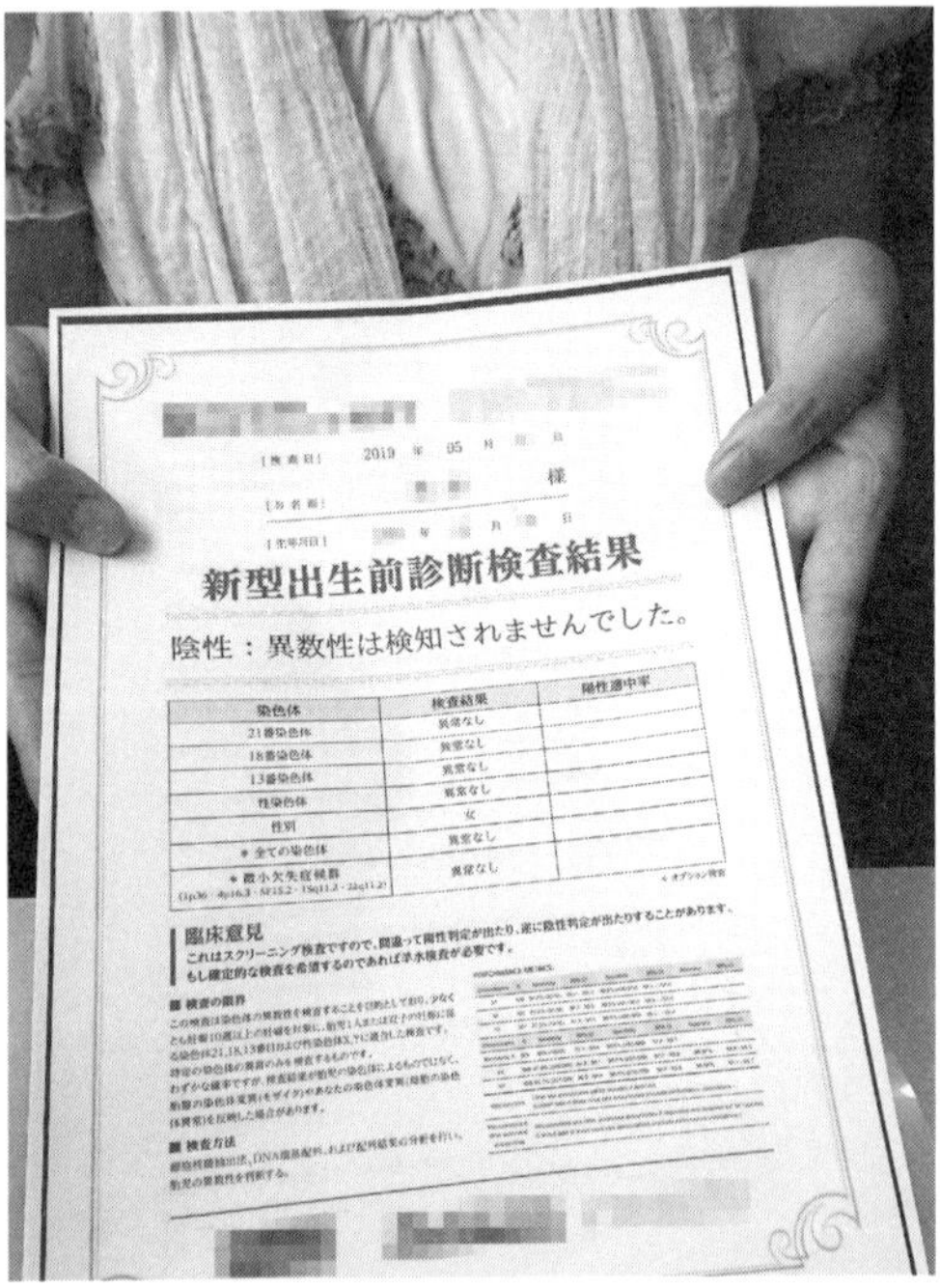

検査の日、クリニックに行くと、検査内容の説明動画が流れるタブレット端末を手渡された。見終えると、医師らしき人物が現れた。女性が学会指針で認められている3つの染色体以外の変異による病気について質問すると、こんな答えが返ってきた。

「親のことも分からず、お母さんの時間は一切なくなります」

「子どもは遠くの施設で暮らすことになります」

3つの染色体だけ検査するつもりだったが怖くなり、とっさに全染色体を調べる高額の検査に変更した。

「今考えれば明らかに営業トーク。便利と思って無認定のクリニックを利用したけれど、検査や染色体の変異について正しく説明してくれる施設の方が良いと思う」と振り返る。かかった時間は、待ち時間を含めて約40分。8日後に「陰性」の結果がメールで通知された。

こうしたやり取りは、認定を受けた施設ではまずあり得ない。

認定施設では「遺伝カウンセリング」を検査の前後で実施することが指針で定められている。担うのは、臨床遺伝専門医や認定遺伝カウンセラーといった学会認定資格を持つ専門職。通常は妊婦だけでなく、夫婦（妊婦とその配偶者。事実上の配偶者を含む）で受けることが求められる。ＮＩＰＴがどういう意味を持つ検査で、結果は何を示しているのかをはっきり理解してもらうことが目的だ。特に検査前の遺伝カウンセリングが重視され、医学的な説明はもとより、検査を受けること・受けないことに伴う利点と問題点を確認し、不安の軽減や納得にもつなげる。プライバシーにかかわる質問もあるため、当然個別で行われ、1回当たり1時間程度をかける。検査結果も対面して説明する。

事前に予約を取らなければならない、夫婦で2回も足を運ばなければならないなど、利用者にとって煩わしい面はある。それでも重視されているのは、NIPTが倫理的な懸念を抱えているからに他ならない。無認定施設の掲げる「採血のみで短時間で終わります」という誘い文句は、本当に妊婦のためになっているのだろうか。

■「定食を選ぶか単品を選ぶか」

NIPTは検査後の態勢も重要になる。結果が「陽性」と出た場合、動揺する人が少なくないからだ。「偽陽性」の可能性もあるため、羊水検査などを受けて結果を確定する必要がある。ところが、多くの無認定施設は検査結果を郵送やメールで通知するだけ。羊水検査はできず、他の医療機関への紹介もない。産婦人科医が前提の母体保護法指定医ではないため、中絶手術ももちろんできない。

「陽性」という結果だけが詳しい説明もなく通知され、慌てて混乱した妊婦からの相談が、各地の認定施設や産婦人科医のもとに寄せられている。確定診断を受けずに中絶しているケースもあるとみられる。

認定施設の一つ「愛育クリニック」（東京都港区）の産婦人科部長を務める中山摂子医

師は、指針が認めていない性染色体の変異で「陽性」が出て、取り乱した妊婦から相談を受けた。

「最初に十分な説明のないまま検査を受けると、『陽性』が出た後でいくらフォローしても結果を受け入れることが難しい」

中山さんは事前の遺伝カウンセリングの重要性を説くと、無認定施設の姿勢を批判した。

「『妊婦のため』と称して認められていない検査を実施し、陽性時のサポートを他の施設に押しつけるのは間違っている」

出生前診断を受けた女性たちから聞き取り調査をしてきた柘植《つげ》あづみ・明治学院大学教授（医療人類学）も「検査に対する夫婦の疑問と不安に答える態勢が整っていない」と、無認定施設の手法に疑問を投げかける。

「『陽性』の結果が出た際に、産む・産まないというどちらの選択も支えるには、産婦人科医をはじめ、小児科医や遺伝の専門家ら多職種が関わる必要がある。無認定施設を選択した女性だけに不利益を押しつけ、医療機関の責任を果たしていない」

批判の声に対して、無認定施設の側はどんな思いで検査を提供しているのだろう。

取材に応じない施設が多い中、東京・六本木で開業する「平石クリニック」を訪ねた。内科医の平石貴久院長はにんにく注射で知られ、多くのスポーツ選手や芸能人から熱い支持を集めている。

診察室に私たちを招き入れた平石さんは、2018年からNIPTの提供をはじめ、9カ月間で約500件の検査をしたと堂々と明かした。「子どもが正常かどうか調べたい妊婦さんは多い。その不安を取り除くのは医者の役目です」。このように意義を語ると、「認定施設は日産婦の既得権益だと思っています」と断言した。

「検査は産婦人科医でなくても問題なくできる」「陽性が出た場合、うちは妊婦に大学病院を紹介している」。投げかけた疑問に、平石さんは淡々と答えた。そして、「最終的には必ず産婦人科の先生のところに行って、そこで決めてもらうわけだから、検査は誰でも受けられるようハードルを上げない方がいい」と語った。

最後に、学会指針が認めていない高額の検査を提供することについて、こう持論を述べた。

「患者さんが選ぶんだから。たくさん選択肢を作るのは良いこと。定食を選ぶか、単品を選ぶかという話です」

同じく都心部にあり、早い時期からNIPTを提供している「八重洲セムクリニック」。奥野幸彦院長は、無認定施設では珍しい産婦人科医だ。無認定での検査が問題となったため、日産婦から除名処分を受ける前に自ら退会した。大阪市内に持つ系列病院と合わせて3年間で約7000件の検査をしたという。「利用者の9割は微小欠失まで調べられる検査も希望する」と明かす。

「ＮＩＰＴは妊婦が安心できる妊娠管理のためで何の問題もない。邪魔をする方がおかしい」

学会を去ってまで検査の提供を続けるだけに、口調は熱を帯びる。一方、無認定施設が急増している状況については、苦々しい表情を見せた。「検査を提供する施設が増えてきて客が減った。こうなるのは予想通りだが、思ったより早かった」。そして、こう強調した。

「普段妊婦を診てもいない美容外科などが『妊婦のため』とかたるのは片腹痛い。そんな連中と一緒にしないでほしい」

彼らの思いは分かったものの、もやもやが残った。晴れない気持ちで取材を進めるうち、無認定施設を陰で取り仕切る存在がいることが見えてきた。

■「国会議員注目」の若手起業家

その企業は、東京・麻布十番の瀟洒《しょうしゃ》なマンションとオフィスビルが建ち並ぶ一角にあった。社名は「ＤＮＡ先端医療株式会社」。あるクリニック院長の仲介で取材に応じた代表取締役の栗原慎一さんは、こちらに警戒の色を浮かべながらも丁寧に応対してくれた。

栗原さんは、各地のクリニックにＮＩＰＴの実施を働きかけ、集めた血液を台湾など海外の検査企業に国際宅配便で送る仲介ビジネスを展開している。私たちが調査で把握《はあく》した無認定施設のうち、９割にあたる37施設が産科や産婦人科以外だった。ＤＮＡ社はこの半数の施設を束ね、さらに数を増やそうとしている。

Tシャツの上に黒いジャケットを羽織った栗原さんは35歳。商社で8年間働き、2018年に起業した。『国会議員が注目する26社　企業人が語る、現代の働き方。』と題する書籍に取り上げられている気鋭の若手起業家だ。

「全国に施設があれば、妊婦さんは負担の重い長距離移動をせずに済むでしょう。もっと検査を受けやすくしたいんです」

栗原さんは起業の動機をこう語り始めた。NIPTの認定施設は109カ所あるが、大病院に限られる。首都圏に多く、地方には1カ所もない県が複数存在する。

「日産婦も小児科学会も、全然妊婦さんのことを考えていないじゃないですか。考えていれば出生率は上がるはず。厚生労働省が一番考えてないけど。どこ見てんのって」

話は低下に歯止めがかからない日本の出生率問題に飛んだ。気軽にどこでも検査を受けられるようにすれば、安心して出産する人が増え、出生率が改善する――という主張だった。

オフィスを見渡すと、ラフな格好の若者たちが電話対応に追われていた。

NIPTを希望する妊婦からの問い合わせや検査予約、検体の集荷はここで一括管理している。利点はサービスを均一化でき、妊婦のニーズを把握できること。そして、クリニック側には負担がかからない。だからクリニックとの契約を得やすい、というわけだ。

商社から独立して、自分の事業を何で立ち上げようか模索していた栗原さん。「このビジネスだったらできると分かったけど、採血は医療行為だから医療機関と組まなくちゃいけない。たまたまドバイで院長先生に会って快く引き受けてもらい、スタートできた」という。それから1年で急拡大を続けてきた。「これから沖縄にも増やす。あとは人口や広告効果を考えて。あまり効率的でないところにやってもね」

規制の動向や最新の技術に詳しく、よく勉強していることが伝わる。妊婦のニーズに応える工夫も重ねてきた。高額な検査費用を一度に支払えない人のため、珍しい分割払いを導入した。遺伝カウンセリングをオンラインでできる仕組みも考えたというが、「学会が邪魔をしてきてできなかった」と悔しがった。同業他社の動向にも目を光らせ、ネット上の評判を気にかけていた。

「命の選別につながる」と批判があることは、もちろん知っている。そこはどのように考えているのだろう。

「その意見はあるでしょうね、と。『命の選別』の側面は一定ある。ただし、産んで育てるのはご両親です。僕たちはどうした方がいいとは言わないですし、どうしてくださいとも言いません。今の医学上分かることを伝えているだけなので」

「検査で『陽性』になったら中絶する人が9割以上いると問題視されていますが、それに加担している、という言い方は違うんじゃないかと思う。国が手厚い福祉をしていれば違う数字が出るのかもしれない。検査のせいでなく、国のせいでもあるんじゃないかな」

立て板に水のように答えると、「僕は、検査を希望する妊婦が受けられない現状を変えたいだけ」と熱く語った。

一方、収益について尋ねると、別の顔をのぞかせた。売り上げや、クリニック側との利益配分については最後まで言葉を濁《にご》した。それでも質問を重ねると、短くこう言った。

「このビジネスでどうやれば赤字になるんですか」

■「黒幕」はカーテン屋

取材を続けるうち、無認定施設を取りまとめる別の「黒幕」のような存在がいることが分かった。その中心は「キュアリサーチ」という奇妙な来歴の会社だった。

愛知県小牧市に本拠を置くジャスダック上場のインテリア商社「五洋インテックス」が、2017年に子会社として設立した。五洋の主力事業はカーテン販売だ。東京、名古屋、大阪の3カ所にショールームを持ち、イタリアやオランダから輸入した生地を使うなど富裕層を対象にしたカーテンを取りそろえている。

ところが、本業が時流に乗れなくなり、2019年3月期まで5期連続で経常赤字が続くなど、深刻な経営不振に陥《おちい》っていた。経営陣が新たな収益源の柱として着目したのがNIPTだった。

投資家向けの開示資料には、新事業の「リスク」として「マスメディア等からの批判は予想されます」と、指針違反などの問題点を挙げている。まともな上場企業なら、この時点で立ち止まりそうなものだ。しかし、切羽詰まっていたのか、ＮＩＰＴが「違法ではない以上、何らの法的問題も存しないと考えております」と強調し、「新会社は（中略）被検者１人当たり３０，０００円を業務委託料として受取ることにより収益を得る予定」「全国に採血協力クリニックの開拓」と、新事業の青写真を描いている。

子会社を通してＮＩＰＴビジネスに乗り出した五洋。だが、この頃には業績不振だけでなく、不正な会計処理などが問題化し、金融庁から有価証券報告書の虚偽記載で課徴金納付を命じられていた。経営陣の内紛や仕手筋とのつながりまでも複数の業界誌に報じられる有様だった。

激しく揺れる本社の期待を背に、キュア社は各地のクリニックと海外の検査企業との仲介を進めていった。だが、内情に詳しい関係者は「宣伝費の増加や競合の参入で、期待したほどの利益が出なかった」と明かす。

やがて五洋の経営陣が交代した。新体制になった五洋の担当者は取材に応じ、「子会社からは外したので、もう関係ない」と説明した。さらには、貸金や預託金の返還請求でキュア社を提訴した。逆にキュア社も私文書偽造があったとして五洋の新経営陣を刑事告発するなど、泥沼の展開になっていった。

五洋から切られたキュア社だが、別会社を作るなどして事業は継続中とみられた。社長を務める男性は、設立当初からＮＩＰＴビジネスを進めてきた人物だ。実態を聞こうと取材を何度も申し込んだが、返事はなかった。都心部にある本社や埼玉県内にある社長の自宅を訪ねても、姿を見せなかった。記者の携帯電話番号を記した名刺を置いたところ、その夜に脅迫めいたメッセージが送られてきた。そうかと思うと、一転して気弱になった。「貴殿と面談したい」と働きかけてきたが、結局連絡は途絶えた。

■「ゴッドハンド」がなぜ

キュア社の実態を知りたいと思いながら登記簿や開示資料を眺めていると、会社の「顧問」として、思いがけない名前が連なっているのを見つけた。

その名は、外山雅章医師。米国で数多くの心臓外科手術を手がけ、一時はメディアで「神の手」と称された老練の心臓外科医だ。天皇（現・上皇）陛下の心臓バイパス手術を執刀した順天堂大学の天野篤教授が若手だった頃に、手術手技を指導したことでも知られる。

現在の外山さんは、国内で会員制の医療サービスをしているという。NIPTにどう関わっているのか。話を聞きたいと依頼すると、意外にも快諾してくれた。

取材場所に指定されたのは、東京駅前にあるビルだった。エレベーターで最上階に上がると、同じフロアに五洋のカーテンを展示したショールームと、キュア社のオフィスが並んでいた。その前を通り抜けた突き当たりに、無認定施設の一つ「東京エバーグリーンクリニック」があった。

「ここで理事長をしています」。大きな観葉植物が目を引くクリニックに笑顔で迎えてく

「神の手」と呼ばれた心臓外科医の外山雅章さん

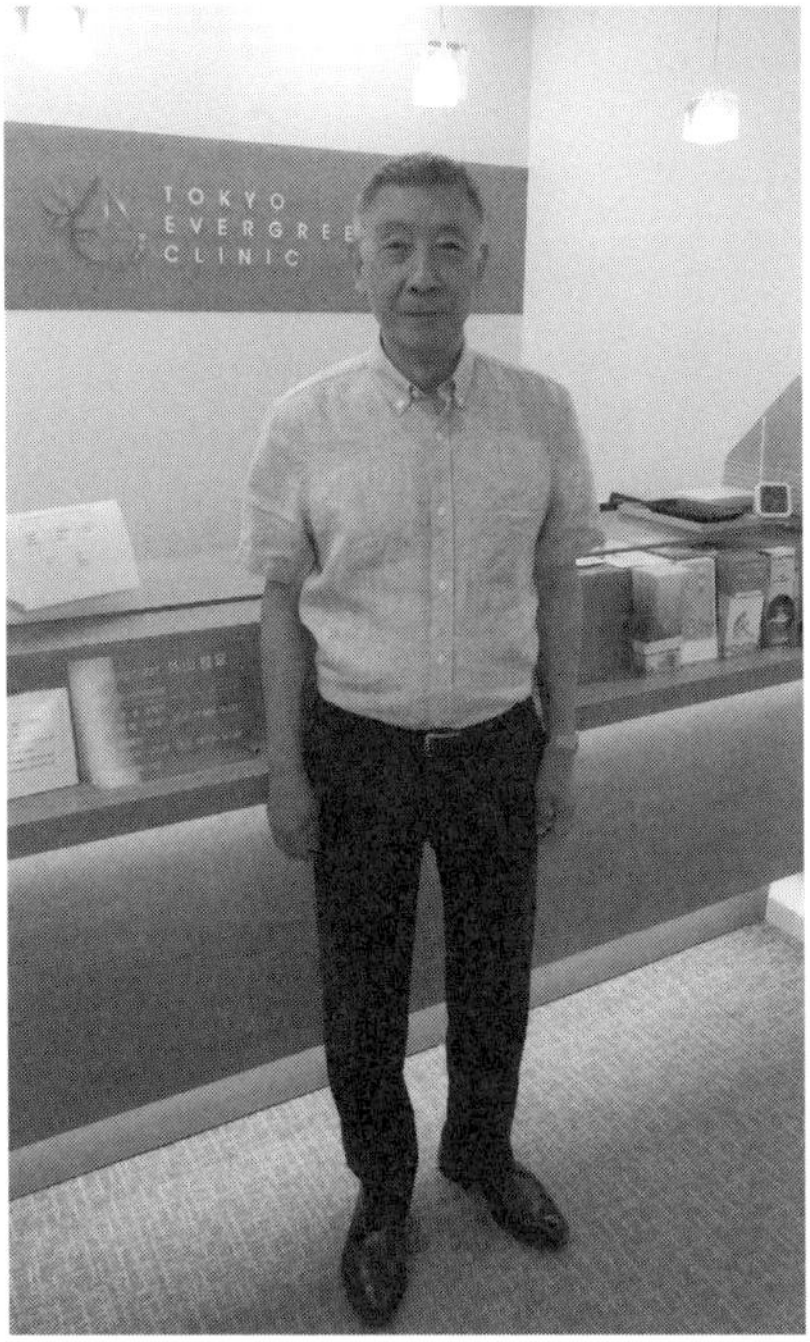

れた外山さんは、77歳とは思えないはつらつとした姿だった。ソファに腰を下ろすと、近況を語り始めた。

70歳過ぎまで心臓外科手術を担ってきたが、次第に手元が不安になってメスを置いた。客員教授を務める中国の大学などで今も手術現場に立ち会ってはいるが、指導者の役割だという。

「外科医はどうしても年齢で限界がきてしまう。でも、私は過去の栄光で生きたくない。次の目標は予防医療。私の知識と人脈を生かして、世界の新たな医療をいち早く保険診療外で提供することにした」

外山さんはそう言うと、取り組んでいる「がんmRNA発現解析検査」と「ビタミンC大量摂取療法」の紹介を始めた。検査は採血して遺伝子の働きなどを分析すると、がんを発生させやすい状態かどうかが分かるという。

費用は15万円ほど。ここにビタミンCの大量摂取を組み合わせれば、免疫力を高めて、がんの予防が可能になるらしい。

「大変失礼ですが、エビデンス（科学的根拠）はあるのですか」。そう尋ねると、「米国の医師が有効性を証明していて、私も論文を書いているところ」と答えが返ってきた。

この2つを中心に、個人向けの予防医療として始めたのが会員制サービスだった。富裕層のニーズがあると見込んでいたが、会員数は伸びなかった。「予防医療の開発に私財を投じてきたが、個人で続けるのは厳しいと感じていた」。そんなタイミングで接触してきたのがキュア社だった。

「ＮＩＰＴも妊婦のためになるから悪いこととは思わないが、私の使命は予防医療なんだ。これができると言うから話を引き受けた」

予防医療を実現する資金と場所が欲しい外山さんと、ＮＩＰＴに欠かせない採血ができ、広告塔にもなる医師が必要だったキュア社。両者の利害が一致した。

だが、蜜月だった関係は1年ほどで亀裂が入り始めた。「赤字が続いて、社長らはずっとカネの話ばかり。予防医療を発展させたい私の思いと全く違ったんだ」。外山さんは憤慨しながらも、前向きだった。「このクリニックは出て行くことになるだろうけど、私の予防医療は大きく成長しますよ。新たなスポンサーの話もいくつか来ている」

予防医療に使うビタミンCは粉末状のサプリメントで、外山さん自ら米国の会社に製造を依頼し、1箱7560円で販売していた。「私のオリジナルだよ。健康になるから、君も飲んでいきなさい」。笑顔で勧められ、箱から取り出した1袋を水に溶かして口に入れた。強烈な酸っぱさが全身に広がるようだった。

■不満見透かす誘惑の手紙

DNA社とキュア社が提携するクリニックでNIPTを手がけているのは、産婦人科以外の医師だ。指針を守っている産婦人科医たちは、無認定施設が野放しになったままの現状に不満を募らせている。背景には、お産を扱う開業医の経営環境の厳しさがある。出生数の低下が続く上に、お産はトラブルがあると訴訟になりやすいリスクも抱える。

「普段妊婦を診ている自分たちが、なぜできないのか」

「利益があがる部分だけ独占され、『陽性』が出た妊婦のケアを押しつけられるのではたまらない」

そんな不満を見透かすように、各地で開業する産婦人科医のもとに手紙が届き始めた。2019年夏のことだ。私たちはその手紙を手に入れた。

差出人として書かれているのは、先の2社とは別の業者。NIPTの実施をひそかに働きかける内容だった。

「貴院の課題解決につながるご提案ができれば」

「ご相談は秘密厳守・完全無料」

手紙には思わせぶりに誘惑するような言葉が並ぶ。

報告を受けた日産婦はすぐ、会員たちに文書で注意を喚起した。ところが、さらに挑発的な内容のダイレクトメールが各地の開業医のもとに届くようになった。

「初期投資ゼロ！　負担ゼロ！　でのクリニック売上向上のご提案」

「ＮＩＰＴ検査の為の採血をして頂くだけで、１採血あたり３万円の採血料をお支払いします！」

「ドクターの負担はゼロです。月50件の場合、50件×３万円＝１５０万円の売上が見込めます」

文面は露骨だった。クリニックでやってもらう作業を図入りで丁寧に説明し、「血液輸送パックは支給いたします。採血した血液を入れて頂いて宅配業者に出すだけです」とまで書いてある。

日産婦は再び、指針の順守を会員に呼びかけた。しかし、誘いに応じた産婦人科医もいる。私たちは複数の検査企業の幹部から証言を得た。

「隠れてＮＩＰＴを実施している産婦人科の開業医は複数いる」

「日産婦にバレると処分されるので宣伝もしていない」

取材を続ける私たちに、誘惑の手紙を出した業者側から「ぜひお会いしたい」と連絡が入った。東京・竹橋、皇居のほとりにある毎日新聞東京本社のロビーに単身で現れたのは、妙齢の女性だった。

彼女は「NIPTとの関わり方について、弊社は他の施設とは違う未来を見ていると自負しております」と丁寧な口調で語り、各地の産婦人科医に同じ文面の手紙を80通以上出したことを明かした。「見ている未来」に関しても語っていたが、特筆する内容ではなかった。医学面も制度面も付け焼き刃の知識であることは隠しようがなく、こちらの取材の進捗《しんちょく》や報道の見通しを探ることが目的のようだった。

■民家なのに「衛生検査所」？

そう感じたのには理由がある。実は、この業者はもう一つ別の動きを進めていた。それは、「衛生検査所」としてクリニックから検体を集める方法だ。

2018年施行の改正医療法で、海外の検査企業に検体を送る際には衛生検査所を通すことが明確化された。ゲノム医療を推進したい政府の戦略の一環で、遺伝子関連検査の品質や精度を確保する狙いがある。NIPTも医療法に基づいて実施されるため、その影響を受ける。

この業者はウェブサイトでこう呼びかけていた。

「医療法の改正で血液検査を含む検体を病院やクリニックなどの医療機関から直接海外に送ることができなくなりました。新型出生前診断（NIPT）も同様の措置がとられております。医療機関の皆様で直接海外の検査会社に依頼されている場合には刑罰の対象になりますので、ご留意ください」

この衛生検査所はどんなことをしているのだろう。訪ねてみることにした。

所在地の住所を地図で見てみると、東京都内ではあるが郊外で、意外にも住宅街にあるようだ。現地に足を運ぶと、近づくにつれて道が狭くなり、路地に入った。住所の場所に着いて目を疑った。そこは年季の入った長屋タイプの民家だった。窓ガラスに「衛生検査所」とだけ書かれた一枚の張り紙がテープで貼りつけられている。一つ屋根のお隣は美容室で、色あせた看板を掲げている。

「ここで本当に衛生管理をしているのだろうか」

そう思わずにはいられなかった。

衛生検査所は都道府県への登録が必要だ。登録するには、必要な検査機器の設置や人員体制の確保といった要件がある。

民家には誰もいない様子だった。窓ガラスにはカーテンがかかり、屋内をうかがうことはできない。周りで聞き込みをしてみたが、検体などが運び込まれる様子を見たという人はいなかった。

日を改めて民家の近くで張り込んでいると、女性が現れて玄関の鍵を開けて入っていった。すかさずチャイムを押した。顔を出した女性は「掃除を頼まれて来ただけ。他のことは何も話してはいけないと言われています」とだけ答えた。玄関の隙間からは屋内に検査機器が置いてあるようには見えない。「中を見せていただけませんか」と頼んだが、断られた。私たちに立ち入り権限はなく、独自の調査には限界もある。

所管する東京都に問い合わせてみると、確かに登録は済んでいた。本当に要件を満たしているのだろうか。担当者は気のない答えを返してきた。

「登録しているんだから問題ないんじゃないですか」

■野放しのネット広告

「妊婦さんの不安を煽って利益を上げるのは『不安ビジネス』そのものだ。野放しではどんどん増えていく」

無認定施設や仲介業者の振る舞いに、認定を受けた大手医療機関で作る「ＮＩＰＴコンソーシアム」の左合《さごう》治彦代表は業を煮やしていた。

ＮＩＰＴは１例ごとにデータを蓄積する臨床研究という形で始まった。コンソーシアムは研究のためのグループで、正確な知識や情報を発信する役割も担っている。

左合さんが副院長を務める国立成育医療研究センター（東京都世田谷区）は、日本各地から難病の子どもたちが集まる国内最大の拠点施設だ。産婦人科医であり、若手時代に米国で、当時最先端の遺伝医療を学んだ左合さんも日々、難病に苦しむ親子に向き合っている。

出生前診断に対する思いは複雑だ。コンソーシアム発足の思いをこう話す。

「技術を開発した米国でＮＩＰＴが始まり、日本への流入は避けられなかった。せめて、この検査があらぬ方向に進んでしまわないように正確な情報を国民に提示し、十分な遺伝カウンセリング体制のもとで実施する必要があると考えた」

蓄積したデータは、確かにNIPTの姿を可視化した。

開始から2019年3月までに7万2526件を実施し、「陽性」は1・8%に当たる1299件。確定検査をしたのが1092件、本当に陽性だったのは984件(陽性的中率90・1%)で「偽陽性」が10%近くあった。「偽陰性」が4例出たことも明らかにした。

妊娠を続けたのはわずか15例にとどまり、陽性が確定した人の中絶率は9割を超えていた。NIPT開始前は「早く疾患が分かったら、出産までの間にさまざまな準備ができる。そのための検査だ」といった説明もされていたが、現実は懸念された通り「中絶のための検査」となっている。どこかでひそかに中絶したのか、途中で把握できなくなった妊婦も36人いた。

左合さんは言う。「NIPTのニーズがあることはよく分かる。でも、無認定施設が急速に広がると、妊婦さんの自律的な判断ができなくなり、社会的混乱の原因になってしまう。無認定施設の数が認定施設を上回るのは時間の問題だ。『不安ビジネス』に対処しなければいけない」

無認定施設が最大の集客ツールとしているのが、ネット広告だ。コンソーシアムは2019年5月、「公共の利益に反する」として、検索サービス大手のヤフーとグーグルの2社に「NIPTの不適切な広告の中止」を求める要望書を出した。

その結果、ヤフーは要望に応じると回答したが、グーグルは応じなかった。グーグルの検索エンジンに「ＮＩＰＴ　東京」「ＮＩＰＴ　大阪」などと打ち込むと、近くにある無認定施設の広告が検索結果の上位にずらりと出てくる。

グーグルはどうして対応しないのだろう。取材を申し込むと、答えは短いメールで返ってきた。

「（自社の）医療広告のポリシーに沿って審査している。個別の広告についてコメントしない」

コンソーシアムが２０２０年7月にネット広告などを集計したところ、無認定施設はさらに急増し、１３５カ所あるとみられることが分かった。この数が確かなら、認定施設１０９カ所をすでに上回っていることになる。

■世界６０００億円市場の争い

多種多様な面々の参入が続くＮＩＰＴ。その世界市場は急成長が見込まれている。米国の調査会社が２０１８年に出した予測によると、市場規模は北米や欧州を中心に26カ国で２０２８年までに約56・7億ドル（約６０００億円）に達する。

成長の担い手は、ゲノム解析技術を持つ世界的な検査企業だ。米国のイルミナ社やスイスのロシュ社、中国のＢＧＩ社など10社以上が覇権を競う。各社がいま市場拡大の照準を定めているのが日本だ。

ＮＩＰＴに使う次世代シーケンサーは、同時に何十人もの血液を解析することができる。

しかし、この装置は規模によって1台1億円を超え、動かすためには高額な試薬が毎回必要となる。費用対効果を考えれば、なるべく多くの検体を集めて装置を動かしたい。

妊婦から採血した検体を検査企業に送るのは、認定施設と無認定施設どちらも変わらない。国内の検査企業は指針を順守し、無認定施設からの委託は受けない対応を取っている。だが、無認定施設は仲介企業などを通じて、海外の検査企業と取引ができればいい。

つまり、無認定施設と海外の検査企業とは「ウィンウィン」の関係にあるわけだ。

取材を進めていくと、無認定施設から委託を受けているのは、主に米国、台湾、スペインに拠点を置く3社であることが分かってきた。中でも、スペインの「アイジェノミクス」社は仲介企業と組み、低価格を武器に無認定施設のネットワーク拡大に力を注ぐ。コミュニティラジオ局のFM西東京放送で「妊活ラジオ」と題する番組も持ち、日本法人の張博文代表が自ら出演してNIPTの利点をアピールしている。

日本法人に話を聞きに行くと、代表の張さんが自ら応対に現れた。MBA（経営学修士）を持ち、医療業界にも通じている。日本市場に参入したのは、「NIPTのニーズが高く、委託数が大幅に増えると見込んだため」だった。しかし、日本でこれ以上の市場拡大は難しいと悟っていた。無認定施設だけでなく認定施設にも食い込み、検査受託を目論んだが、理解し難い壁に阻《はば》まれたという。

張さんは日本の特殊性を訴えた。特に強調したのが、価格面についてだった。

「NIPTの海外での実勢価格は日本よりも大幅に安い。検査自体にかかるコストは国内外で大して変わらないのに、日本で妊婦が支払う費用は高すぎる。その分だけ利益を得ている人たちがいる。私たちが参入できれば価格は下がるのに、妊婦のためになっていない」

■日本だけ高額な理由

張さんの思惑はどうあれ、言い分には一理ある。ＥＵの医療技術評価組織 EUnetHTA の調査によると、欧州各国でのＮＩＰＴの価格は４４７～９９２ユーロ（約５万３０００～11万８０００円）。対して、日本では認定施設で受けると20万円近くかかる。無認定施設は、３つの染色体の検査のみ認定施設と競合するため少し安めに設定しているが、それでも欧州との価格差は明らかだ。

利ザヤが大きく蜜が甘ければ、群がる蟻《あり》は増えてくる。医療の公平性の観点からも、「高額な費用を払える人しか検査を受けられないのは不公平」と言えるかもしれない。一方で、医療界には「ＮＩＰＴの現状は、倫理よりも高額な費用負担が実質的な歯止めになっている。安くなれば一気に広がりかねない」と警戒感が根強い。価格について正面からの議論はタブー視されてきた。

認定施設の検査は、日本の「ジーンテック」社が２０１３年のＮＩＰＴ開始以来ほぼ一手に担い、今も全体の７割超を占めている。認定施設が定める価格はジーンテック社の解析費に影響されるが、「かなり高い」というのが業界関係者の一致する見方だ。

どうしてそんなに高いのだろう。取材に応じたジーンテック社の野口亮代表取締役は「国内だけでは検体数が少ないことが、海外との価格差の理由です」と答えた。同社は千葉県内に解析のための施設を持っている。

野口さんは続けた。「ＮＩＰＴは設備投資がかなり必要です。シーケンサーも高額ですし、ラボを作って適切な精度管理をするのにも費用がかかります。検体を多く集められる海外の大手だとボリュームディスカウントがききやすいですが、日本の検体数だと厳しいというのが本音です」

認定施設の検体の解析を同社が占めているのは、ＮＩＰＴ開始時に、この技術を開発した米国シーケノム社と国内独占販売契約を結んだことが大きい。国内には他に大手の検査企業もあるが、当時は無名だった同社が独占的に契約を結んだ。開始以来、１例ごとにデータを蓄積する臨床研究という形を、研究グループ「ＮＩＰＴコンソーシアム」と二人三脚で進めてきた。解析できる技術を持つ検査企業は他に増えているが、それでも同社が一手に担うのは、「検査企業の違いによる精度などのばらつきを防ぎ、データの質をそろえるため」と言われている。

だが、その理由を疑問視する声は業界内に少なくない。両者の密接な関係を告発する文書が報道機関に届いたこともある。

「日本はジーンテックが独占的にやっていて、他のメーカーがなかなか入れない見えない壁がある。妊婦のためにならないのに、どういう力が働いているのか。実に不思議な仕組みです」

張さんは納得いかない表情で、不満を口にした。

■年齢制限と「女性の権利」

急拡大する無認定施設に対抗して、認定施設の側も動きを見せ始めた。聖路加《せいろか》国際病院（東京都中央区）は２０１９年春、ＮＩＰＴ利用者の年齢制限を独自に撤廃した。

日産婦の指針は、検査を受けられる妊婦の条件を「高齢妊娠の者」と定めている。高齢妊娠とは曖昧《あいまい》な線引きだが、日産婦が高齢出産を「35歳以上の初産婦」と定義していることもあり、多くの施設が出産時35歳以上の妊婦を対象に運用している。時代の変化や生殖医療の進展もあり、対象年齢は議論の余地があるかもしれないが、年齢制限を廃止してしまうのは指針違反と言うしかない。

主導した女性の産婦人科医は出生前診断に関する著書を出すなどこの分野で一目《いちもく》置かれる存在で、ＮＩＰＴには慎重な立場とみられていた。匿名を条件に取材に応じた彼女は「ＮＩＰＴをマススクリーニングにするのは絶対に避けるべき」と前置きした上で、「若くても不安を抱える妊婦が検査を希望したら、受けさせない権利は誰にもありません」と、日産婦の指針を批判した。

どういうことだろう。年齢制限が設けられた主な理由は、妊婦が若ければ胎児が染色体の変異に伴う病気になる確率は低く、さらに検査で「陽性」が出たとしても精度が高くないからだ。鵜呑《うの》みにできない結果で混乱するのを避ける意味がある。一方で、若い妊婦が出生前診断を希望する場合は、精度が劣る母体血清マーカーや流産リスクのある羊水検査などを受けるしかない。無認定施設が「年齢制限なし」をＰＲし、若い利用者を集めているのはこうした事情がある。

彼女が重視するのは、若い妊婦でも「陰性」なら結果は信頼できる点だ。「大半の人は『陰性』になって不安が軽減される。それなら若い人であっても検査には意味がある」と訴える。

同様の声は産婦人科医の間に一定ある。認定施設で作る「ＮＩＰＴコンソーシアム」も２０１９年春、年齢制限の撤廃を日産婦に提案した。

コンソーシアムの医師らが強調するのは、「リプロダクティブ・ヘルス／ライツ」という考え方だ。日本では「性と生殖に関する健康と権利」と訳されている。１９９４年にエジプトのカイロで開催された国際人口開発会議で提唱された概念で、妊娠や出産、中絶などで女性の「自己決定」権を重視する。「日本は遅れている」として、国際的に批判を受けたこともある。

しかし、日本でも病気や障害が判明した胎児の中絶を巡って、女性団体と障害者団体を中心に激しい議論が交わされてきた。出生前診断の歴史に詳しい利光惠子・立命館大学客員研究員（科学史・科学技術論）は「女性の自己決定権は当然、尊重されるべきだ」と述べた上で、こう説明する。

「自己決定権と言っても、『子どもを持つかどうかの選択』と『子どもの質を選ぶ』ことは発想が異なる。長い議論の末に、後者は女性の自己決定権には含まれないし、自己決定権で正当化もされない、というのが女性運動と障害者運動が共に到達した考え方なのです」

■女性と障害者運動の「到達点」

利光さんの指摘を理解するには、歴史の補助線が必要かもしれない。

日本の出生前診断は、母体保護法の前身で「不良な子孫の出生防止」を掲げた旧優生保護法（1948～96年）に基づく優生政策の一環で普及した経緯がある。1966年に兵庫県が始めた「不幸な子どもの生まれない運動」の中で、羊水検査の費用を県費で負担する制度を設けた。「障害児の出生予防」を掲げた運動は各地に広がった。検査で異変が見つかった胎児は「生まれてくる子どもの苦悩に満ちた生活をやわらげるため」中絶が当然とされた。

しかし、「子どものため」と言いながら、当時は「福祉にかかるコストを削減するために障害児の出生を防ぐべきだ」と公然と語られていた。学識者でつくる母子保健対策懇話会は1968年、「母子保健綜合対策の確立に関する意見書」の中で、「年々支出されている巨額な国費、地方公共団体の財政負担は大いに軽減される」と、検査普及に期待を示している。

同じ頃、世界的なウーマン・リブの勢いに乗る女性運動は「産む・産まないは私が決める」と主張していた。背景には「中絶の制限」を目指す政治的な動きと、それへの反発があった。中絶を制限するのは「出生率低下に伴う労働人口の減少を食い止める」というのが表向きの理由だったが、自民党の有力支持母体だった宗教団体「生長の家」など保守層の意向が大きかった。

1972年に国会に上程された優生保護法の改定案は、中絶の「経済的理由」の削除と、胎児の病気や障害を理由に中絶を認める「胎児条項」の導入がセットになっていた。女性たちは「国家による生命管理」「女性の解放を抑圧するもの」と強く抵抗した。一方、障害者運動は「自分たちの存在否定だ」と猛反発した。先頭に立ったのは、先鋭的な差別告発運動で知られる脳性まひの当事者団体「青い芝」だった。

改定案は2年後に廃案となったが、その過程で「青い芝」の批判の矛先《ほこさき》は、女性運動にも向けられた。

「胎児に障害があれば、自己決定で中絶するというのか」

そこから議論が積み重ねられてきた。利光さんの言う両者の「到達点」には、そんな意味が込められている。

こうした経緯もあり、出生前診断に関しては医療者側も慎重だった。

1999年、当時新技術と騒がれた母体血清マーカー検査の普及を巡り、旧厚生省の厚生科学審議会が設置した専門委員会は見解を出した。そこでは、「マススクリーニング検査として行われる懸念」など3つの問題点を指摘した上で、「医師が妊婦に対し本検査の情報を積極的に知らせる必要はなく、本検査を勧めるべきではない」と結論づけた。

国が初めて出したこの見解の影響は今も大きい。NIPTに関する日産婦の指針も、同じ3つの問題点を挙げて「安易に勧めるべきではない」と明記している。その理由はこう書かれている。

「簡便さを理由にNIPTが広く普及すると、染色体数的異常胎児の出生の排除、さらには染色体数的異常を有する者の生命の否定へとつながりかねない」

■「命の選別」を巡る法律論

こうした「命の選別」を巡る懸念は、法的にはどう考えられているのだろう。

出生前診断が論議を呼ぶ大きな理由は、おなかの赤ちゃんの病気や障害が判明した人の大半が中絶の道に進むからだ。NIPTでは「陽性」が確定した人の9割超が中絶を選んでいる。

しかし、中絶を許容する根拠法となっている母体保護法には、前述の事情もあり胎児条項は設けられていない。本来、胎児の命を絶つことは、明治時代に作られた刑法の「堕胎罪」に当たる。堕胎罪の処罰の例外規定として、母体保護法14条1項の「妊娠の継続又は分娩が身体的又は経済的理由により母体の健康を著しく害するおそれのあるもの」を根拠に実施しているのが現状だ。

「堕胎罪こそ時代錯誤だ」という批判は強く、これも大切な問題である。ただ現状は、胎児条項がない日本で、出生前診断に基づく中絶は「法的にはグレーな状態」とする専門家が少なくない。

国の統計によると、国内の中絶件数は16万1741件（2018年度）。このうち胎児の病気や障害を理由にした「選択的中絶」がどれだけあるのかは、統計が取られていないため分からない。

胎児条項の導入論は1970〜80年代にたびたび浮上し、国会でも激しい議論が交わされた。だが、「中絶されても仕方ない存在と法的に位置付ければ、障害者差別を助長する」といった強い反対があり、見送られてきた経緯がある。産婦人科の開業医を中心とする日本母性保護医協会（現・日本産婦人科医会）は、胎児条項導入の旗振り役だったが、批判を浴び近年は主張していない。

では、司法は出生前診断について、どのように判断してきたのだろう。

医療問題に精通する弁護士の鈴木利廣・明治大学名誉教授のもとを訪ねた。鈴木さんによると、障害のある子どもを産んだ親が出生前診断の説明義務違反で医師に損害賠償を求めた訴訟は、判明している限り1979〜2014年に6件起きている。賠償が認められた事例の理由は「出産までの間に（障害に対し）準備する機会を奪われた」ため。「中絶機会を逸した」ことが問題とされたことは一度もないという。

鈴木さんはこういう見方を示す。

「胎児の生命保護の観点から妊婦の権利に一定の制限があると、判例からは理解できる。現在の中絶要件の拡大解釈は問題が大きい」

ところが、海外では胎児条項がある国も少なくない。世界保健機関（WHO）が2012年に出した報告書を調べてみると、加盟国全体の47％が胎児の障害を理由にした中絶を認めているという。

日本でも従来とは異なる観点から、胎児条項の再検討を求める声が上がり始めている。その一人が、在野の生命倫理研究者として知られ、優生学に関する著作もある櫛島《ぬでしま》次郎・生命倫理政策研究会共同代表だ。

櫛島さんはこう提案する。

「母体保護法を改正し、中絶の許容要件に胎児の医学的理由を加えて届け出させて件数を明らかにし、そのデータに基づいて福祉など必要な施策を検討すべきだ」

参考にするのは、胎児条項のあるフランスだ。中絶件数のうち胎児の病気や障害によるものは全体の約3％。ダウン症など、中絶の理由も詳しく分かる。

櫛島さんは出生前診断の拡大を望む立場ではない。それでも、「障害を持って生まれる可能性が高いと分かった胎児を別の理由で処理する日本の現状は、当事者に後ろめたさを残し、周りも遠巻きに真実に触れない点で、むしろ差別を助長させる面がある」と問題提起する。そしてこう付け加える。

「現状を直視せず、タブー視して議論しないことが一番問題です」

■ダウン症児のいない国？

海外では、出生前診断が普及している国も存在する。次世代シーケンサーを販売する米国企業の調査によると、世界全体で2017年に約460万件のNIPTが実施されたとみられる。国ごとに医療制度や福祉政策、宗教や文化的背景などが異なり、単純比較は難しいが、イギリスなど欧州の一部には公費補助をしている国もある。こうした一部だけを取り上げて「日本はおかしい」と盛んにPRする無認定施設は少なくない。

しかし、各国の出生前診断事情に詳しい昭和大学の関沢明彦教授（周産期医学）は「欧州でも国によってあり方は大きく異なる」と単純化を戒める。

例えば、オランダは2017年から全ての妊婦にNIPTの提供を始めた。ところが、半数以上の妊婦が検査を希望しなかった。「検査は任意で、オランダは『知らない権利』も尊重している。社会の中でハンディキャップを持つ人を受け入れる土壌があるからだ」と、関沢さんは指摘する。

出生前診断に積極的な国では、どんなことが起きるのだろう。

顕著《けんちょ》な例が、北欧の小さな島国アイスランドにある。出生前診断を2000年代初頭にマススクリーニングとして導入して以来、胎児がダウン症と判明した妊婦のほぼ全員が中絶した。この事実は、英国ＢＢＣが２０１６年に放送したドキュメンタリー「ダウン症のない世界？」と、翌年の米国ＣＢＳニュースの報道で広く知られるようになった。

「ダウン症児の排除だ」「ナチスを想起させる」

衝撃的な内容は世界に波紋を広げ、批判の声が上がった。ワシントンポスト紙は「ジェノサイド（大量虐殺）計画」と論評した。

アイスランド政府は「誤解が多い」として、２０１８年に反論文を公表した。「ダウン症の子どもを産まないようにする政策を採用しているとの主張は事実に基づいておらず、無視することはできない」。政府当局はこう強調し、反論として以下の事実を挙げた。

「妊婦の15～20％は胎児のスクリーニングを受けないことを選択する」

「過去10年間に平均で１年当たり２、３人の子どもがダウン症で生まれている」

「アイスランド政府は障害者の権利と多様性の尊重に努めている」

ダウン症の年間出生数は米国が約６０００人、日本は約２２００人と推定されている。アイスランドの人口が約33万人と少ないことを考慮しても、「ダウン症児のいない国」に向かっているのは間違いないだろう。

■追随し始めた日産婦

ＮＩＰＴの開始から5年が過ぎ、慎重姿勢を保ってきた日産婦が本格拡大に舵《かじ》を切った。その動きは不可解で、医療界を混乱させた。「野放図に広がる無認定施設への対策」と主張しながら、これまで散々批判してきたはずの無認定施設に引きずられ、追随する一方だったからだ。

皮切りは、「ＮＩＰＴコンソーシアム」が、開始から続けてきた臨床研究の終了と、一般の産科診療への移行を日産婦に提言したことだった。コンソーシアムは臨床研究結果をまとめた報告書の中で、研究の「成果」として、「ＮＩＰＴの導入が大きな混乱なく行われ、産科臨床で実施するためのデータが蓄積された」「出生前診断に関する社会の関心と理解が高まった」と自賛した。さらに、「ＮＩＰＴを希望しても受けられない妊婦がいる」「ＮＩＰＴを適切に実施する能力のある産婦人科医が参加できない」と問題点を挙げ、対策を求めた。

基礎的なデータを残して実情を可視化した臨床研究は、一定の役割を果たしてきた。しかし、「ＮＩＰＴの導入が混乱なく行われた」「社会の関心と理解が高まった」とは、どういう判断なのだろう。実態はむしろ逆で、営利目的のＮＩＰＴに歯止めがかからず、妊婦にも医療現場にも混乱が広がっていることは見てきた通りだ。

ＮＩＰＴを主導してきたコンソーシアムの提言を踏まえて、日産婦は２０１８年8月、初の本格的な指針改定に向けた委員会を設置した。ところが、委員会を公開せず、委員会の構成や開催日時、委員の氏名なども全て非公表とした。議事録さえ非公開で、委員にも情報を漏らさないようクギを刺す徹底ぶりだった。

ここまで「密室協議」にこだわるのはなぜなのか。内実に迫ろうと取材を進めると、少しずつ理由が見えてきた。判明した委員は、ＮＩＰＴの開始時に共同声明を出した5団体の代表を含む16人。だが、理事長の藤井知行・東京大学教授をはじめとする日産婦幹部ら8人の「オブザーバー」が加わり、産婦人科医が多数を占めていた。

産婦人科以外の委員たちは、不信感を募らせていたのだろう。順に訪ねていくと、口止めを無視して、委員会の実態を次々に証言した。

「日産婦側から施設基準を大幅に緩和《かんわ》する指針改定案を一方的に説明され、了承を迫られただけ。審議や検討などなかった」

ある委員はこう憤《いきどお》り、別の複数の委員は「基準緩和ありきだった」と明かした。従来の指針が配慮してきた優生学的な問題点を指摘する意見も出たが、日産婦側は取り合わなかったという。「オブザーバー」のはずの理事長の藤井さんがたびたび介入して新指針案に理解を求め、他学会の代表と激しい口論になる場面もあった。委員会はわずか3回で決裂し、打ち切りとなった。

結局、日産婦は２０１９年3月、独自に新たな指針案をまとめた。検査できる認定施設を大幅に増やすため、施設基準を抜本的に緩和する内容だった。記者会見した藤井さんはこう意義を強調した。

「現在は指針を守らず血液検査だけする無認定施設で多くの妊婦が検査を受け、陽性が出て右往左往しているワースト（最悪）の状況だ。少しでも妊婦が困らないようにしたい」「認定施設を増やせば、無認定施設への流出を防げる」との言い分だが、認定施設が無認定施設と大差なくなるのでは本末転倒になってしまう。案の定、批判が噴出し始めた。

■「利益相反そのもの」

日産婦がまとめた新たな指針案の骨子は、以下の内容だった。

▽現行の認定施設とほぼ同条件の「基幹施設」と別に、「連携施設」を新設する
▽連携施設は小児科医と遺伝の専門家の常勤は不要。遺伝専門外来も不要
▽連携施設は、検査前の遺伝カウンセリングを、研修を受けた産婦人科医によるカウンセリングに簡略化
▽施設認定の主体は従来の日本医学会から日産婦に

基準緩和のポイントは、産婦人科の開業医もＮＩＰＴを提供できるようになる点だ。遺伝の専門家や小児科医の関与を必須とせず、日本医学会が担ってきた施設認定の仕組みも改め、日産婦主導を鮮明にした。

最も重視してきた検査前の遺伝カウンセリングも不要になる。担い手の臨床遺伝専門医と認定遺伝カウンセラーは、資格取得に最低2〜3年かかる専門職だ。それが今度は、産

婦人科医のカウンセリングだけで済む。カウンセリングといっても、その内容は「検査の説明と情報提供」だけで良いという。研修を受けることが条件になっているが、その研修は日産婦の関連学会が提供し、半日間で受講証をもらえるものだ。

臨床遺伝専門医と認定遺伝カウンセラーの資格を認定する日本人類遺伝学会の松原洋一理事長は、強く反発した。

「検査をした方がもうかる産婦人科医だけが提供するカウンセリングは利益相反そのものだ。特定の学会に判断を委《ゆだ》ねるべきではない」

日本小児科学会もすかさず声明を発表し、懸念を表した。「多職種、多領域の連携による継続的な支援体制が損なわれかねない」と指摘し、「小児科医の関与が不十分な状況でＮＩＰＴが普及することは、（中略）染色体の病気のある方とともに生きる社会の実現を遠ざける結果になると危惧しております」と、日産婦の独断専行を批判した。

ＮＩＰＴ開始時には5団体で共同声明を出し、協力体制をとってきた。その枠組みは崩壊寸前だった。

生命倫理の研究者からも疑問の声が上がった。出生前診断に詳しい齋藤有紀子・北里大学准教授（生命倫理学）は「義務である検査前後の遺伝カウンセリングを骨抜きにする内容で、根本的な方針転換だ」と指摘した。ダウン症児の親の会なども「拡大に反対する」声明を発表し、署名活動を始めた。

しかし、日産婦は意に介さなかった。それだけ不満が鬱積《うっせき》していたのだ。

ある日産婦理事を取材すると、口撃が止まらなかった。

「われわれは会員に指針順守を求めてきた。無認定施設で稼いでいるのは、日産婦以外の医師ばかりじゃないか。他学会は口先で綺麗事を主張するが、自分たちの足元を管理できているのか」

「遺伝カウンセリングなんて人類遺伝学会の利権に過ぎない。結局、学会間の縄張り争いなんだ」

日産婦は新たな指針案に対する意見を、自分たちが監修する妊婦向けの無料スマートフォン用アプリで募った。そこで賛成が多かったとして、2019年6月の理事会で決定する方針を決めた。

ところが、理事会を控えた前日に、まさかの展開が待っていた。

国が議論を引き取るとして、厚生労働省から新たな指針に「待った」をかける通告書が、理事長の藤井さんのもとに突然届いたのだ。

■20年ぶり介入の波紋

厚生労働省の介入は青天のへきれきだった。翌日の日産婦理事会は大混乱に陥った。

通告書にはこう書かれていた。

「貴学会をはじめとした関係団体における議論を注視してきたところですが、関係団体の間でも様々な議論があり、妊婦等に不安が広がりかねないことなどから、当省としてNI

ＰＴ検査について必要な議論を行うことといたしました。つきましては、貴学会においては、当省における議論を踏まえた対応をお願いします」

要は、国で検討会を作って議論するから、一学会が勝手に暴走するな――ということだ。それも決定予定の前日に通告される。日産婦のメンツは丸潰れだった。

実は、私たちは厚生労働省の動きを独自につかみ、理事会当日の朝刊１面トップで「新型出生前診断　国が検討会／日産婦、拡大見送りへ」と報じていた。出生前診断のあり方について国が議論に乗り出すのは20年ぶりのこと。報じるのは当然だったが、朝刊を目にした日産婦理事から「やってくれたな」と、怒りに震える電話がかかってきた。

日産婦はその日の理事会で「新たな指針を決定した上で、運用を凍結する」と結論を出した。新指針の決定自体を見送らなかったのは、厚生労働省へのせめてもの抵抗だった。記者会見した藤井さんは「国が医療に責任を持つのが本来の姿だ。国が乗り出すのは良いことだが多くの妊婦が右往左往しており、一刻も早く結論を出してほしい」と、苦い表情を浮かべながらも強がってみせた。

「これまで国は決して方針を決めなかった。それなら最初から国が規制をしていれば良かったですね」

会見に同席した日産婦の苛原《いらはら》稔・倫理委員長（徳島大学医歯薬学研究部長）は、怒りを隠さなかった。２０１３年にＮＩＰＴを開始した時点で、日産婦の指針だけでは規制に限界があることは予想されていた。当時から法規制を求める意見もあったが、厚生労働省の対応は指針尊重を求める通知を自治体などに出しただけ。ルール作りには関与しなかった。「初めてこの問題について責任をもって対応していただけるものと思っています」。苛原さんは痛烈に皮肉った。

一方、厚生労働省にとって、NIPTの規制に乗り出すのは「火中の栗を拾う」感覚に近い。個人の妊娠・出産に関わる問題に国家が口出しするのは国民の批判を受けやすい。胎児条項導入を巡る激しい反発をはじめ、苦い経験もある。「医学の自律性」を尊重する価値観もあり、「学会の自主的な取り組みに任せてきた」というのが厚生官僚の言い分だ。

タイミングも悪かった。日産婦と他学会との対立が露呈した頃、厚生労働省は旧優生保護法の精算を巡る大きな問題を抱えていた。強制不妊手術の被害者たちが起こした国家賠償請求訴訟と、被害者への一時金支給法の審議が山場を迎え、省内には「NIPTの拡大問題と関連付けられると厄介だ」との懸念があった。そこで、日産婦に対し水面下で慎重な対応を求めたが、聞き入れられなかった。

「医学界の足並みが乱れた上、遺伝カウンセリングが不十分なままNIPTが広まると、妊婦だけでなく社会全体に多大な不安や混乱を与えてしまう」

厚生労働省の幹部は重い腰を上げた内幕を明かした。もちろん、混乱をとがめる矛先が自分たちに向かうことも恐れていた。

■検査希望者は「30万人」

日産婦の暴走を止めた厚生労働省だが、秘策があるわけではなかった。ＮＩＰＴのビジネス化は加速し、学会間の対立も深刻だ。課題は山積し、都合のいい解決策は見えてこない。

前例には、母体血清マーカー検査を巡る20年前の対策がある。この時も商業的な普及によって、結果を誤解する妊婦が続出するなど社会問題化した。旧厚生省の厚生科学審議会の専門委員会は「医師は妊婦に対して、本検査の情報を積極的に知らせる必要はない」との見解を出し、医療機関に通達して収拾を図った。

しかし、今回同じ手は使えそうにない。問題の構図は20年前と似ているが、事態はさらに根深く、複雑化している。当時とはインターネット環境が異なり、情報は医師が独占する時代ではない。国民の権利意識も変わり、ＮＩＰＴ希望の有無にかかわらず、情報提供をしないのは「知る権利の侵害」と受け止める人も増えた。

出生前診断に対するニーズも高まっている。国立成育医療研究センターなどが実施した調査では、主な出生前診断であるＮＩＰＴ、母体血清マーカー、羊水検査、絨毛検査を合算した実施件数は、２００６～16年の間に2・4倍に増加した。２０１６年の実施件数は約７万件で、全出生数に占める割合は７％を超える。35歳以上の妊婦に限ってみると、４人に１人が利用している計算になる。特に採血だけで済むＮＩＰＴと母体血清マーカーの伸びが目立つ。母体血清マーカーは費用が２万円程度からと比較的安く、ＮＩＰＴが指針で年齢の高い妊婦に限られていることもあり、若い妊婦の希望が増えている。

注意したいのは、認定登録制度があるのはＮＩＰＴのみで、それ以外の出生前診断は実際の件数や施設数が正確に把握されていない。この数字は、検査企業への聞き取り調査などから割り出した推計値だ。ここには問題の無認定施設が手がけるＮＩＰＴの件数も含まれておらず、実数はさらに多いとみられる。

厚生労働省による検討が始まるのを前に、認定施設の拡大を目指す日産婦は、記者会見で具体的数字を挙げて施設増の必要性を訴えた。
「ＮＩＰＴの希望者は低く見積もっても年10万～30万人。認定施設は地域格差があり、予約の取れない妊婦もいる。国全体で30万人の受け入れ態勢を整備する必要がある」

突然出てきた数字の根拠は、一部施設の遺伝カウンセリングの希望者数から類推した、とのことだった。年30万人が本当だとすると、単純計算で国内の年間出産数（出生数＋死産数）の３割を超える数となる。

２０１９年10月、厚生労働省が設置したＮＩＰＴに関するワーキンググループの初会合が開かれた。委員は有識者10人で、家族法が専門の石井美智子・明治大学法学部教授が座長に就いた。会合は一般に公開され、市民や研究者で埋まった傍聴席には、無認定施設の関係者も姿を見せた。無認定施設の実態や利用者の動向、妊婦の不安に関する相談支援のニーズ、海外の状況などを調査する方針が決まった。

これから調査をして議論するということは、結論が出るまでに時間がかかることが予想された。その間、ＮＩＰＴビジネスは放置されたままだ。

■形骸化する「自己決定」

簡略化が問題となっている「遺伝カウンセリング」は、なぜ重視されてきたのだろうか。また、どんなことが行われているのだろう。

東京都文京区で２０１９年５月、遺伝カウンセリングの市民向け模擬講座が開かれた。

「どうして不安を感じるんですか」

「結果を知った後はどうしようと考えておられますか」

認定遺伝カウンセラーの鈴木美慧さんが、夫婦役に話しかけた。ＮＩＰＴは検査の前後に、臨床遺伝専門医や認定遺伝カウンセラーの有資格者が面談する。

「一度流産したことがあり、心配で……」

「うちは共働きで、正直なところ障害のある子が生まれて、私が仕事を辞めないといけなくなるのは考えられない……」

鈴木さんは仕事の状況や、今回と以前の妊娠の悩みに耳を傾けた。必要に応じて家系図も作成する。「現在のＮＩＰＴで調べられるのは先天性疾患のうちの約17％です」といった医学的情報を伝え、疑問に答えた。

講師を務めた臨床遺伝専門医の三宅秀彦・お茶の水女子大学教授（臨床遺伝学）は「重要なのは面接者の態度です」と、ポイントを解説した。

「例えば、ダウン症児を多く診ている医師が『可愛いのになぜ中絶するの』と言ったり、逆に『本当に産むの』と言ったり、誘導してはいけません。夫婦で判断が割れたときも、どちらかに肩入れしてはいけません」

私たちはある認定施設で、実際の遺伝カウンセリングの現場にも立ち会った。殺伐《さつばつ》とした病院内でもリラックスできるよう配慮された個室のソファに、予約していた中年の夫婦が座った。カウンセラーたちは「中立な立場」に気を使いながら、夫婦の将来に関わる個人的な不安について約1時間ともに考えた。

遺伝カウンセリングは、優生学に基づく不妊手術や中絶を国家や州政府が強制した時代の反省から１９４７年に米国で提唱された。遺伝医学の発展に伴い、１９７０年代から制度化が進んだ。夫婦らが意味を十分理解して自らその行動を選ぶ「自己決定」を支える意味があり、日本医学会の指針と日産婦の見解で、出生前診断での幅広い実施が明記されている。がんゲノム医療など遺伝的背景を考慮した医療でも重視される。

ところが、採血するだけのＮＩＰＴでは面倒な手続きが敬遠されがちで、無認定施設に利用者が流れる一因となってきた。日産婦は簡略化に方針転換する理由として、「ダウン症の多くは遺伝とは関係ない」「検査で『陽性』が出た人には十分に対応する。何もしない無認定施設を野放しにすることこそ問題だ」と主張する。

こうした姿勢に、出生前診断に長年携わってきた東京女子医科大学の斎藤加代子特任教授（遺伝子医学）は疑問を呈する。

「検査の後よりも検査前の遺伝カウンセリングが重要です。専門家による家系図作成や病歴の聴取がなければ、結果の意味の取り違えや妊婦の病気を見逃すことがある」

しかし、取材を進めると、認定施設での遺伝カウンセリングも万全とは言い難い実情が見えてきた。1時間以上を費やして丁寧に対応する施設もあれば、30分もたたずに終わるところもある。説明動画を見せた後、簡単な質疑応答だけで終わる場合さえある。NIPTの開始から時がたち、認定施設が増えるにつれて、施設間の差が顕著になってきた。

悩ましいのは、遺伝カウンセリングを丁寧に実施しても、何を「効果」とするか客観評価が難しい点だ。中絶を思いとどまらせればいいわけでも、安易に安心させればいいわけでもない。NIPTコンソーシアムは開始から5年間、臨床研究とし、遺伝カウンセリングのあり方も大事な研究テーマだった。成果が期待されたが、報告書は妊婦へのアンケートを基に「妊婦の満足度は高かった」というだけ。夫婦らの選択にどのように影響したのか、「自己決定」は本当に支えられているのか、といった精緻《せいち》な分析は乏しかった。

かつて国内外で進められた優生政策は「国家による強制・介入」だった。これに対し、出生前診断は「個人の自己決定」として区別されている。マススクリーニングが問題視されるのはそのためだ。だが、「個人の決定」が集まれば「社会の決定」となる。

東京都内の認定施設で取材に応じた認定遺伝カウンセラーの女性は、根本的な疑問を口にした。

「実際には検査を受ける前から結論を決めている夫婦が多いのです。丁寧にカウンセリングをしたとしても、それ以前に障害者に対する社会の偏見に強く影響されていて、その考えは1時間程度では変わりません。意味があるのか、徒労感を感じることもあります」

■「胎児治療」の可能性

胎児治療で元気になった光生ちゃんを見つめる母親の貴子さん

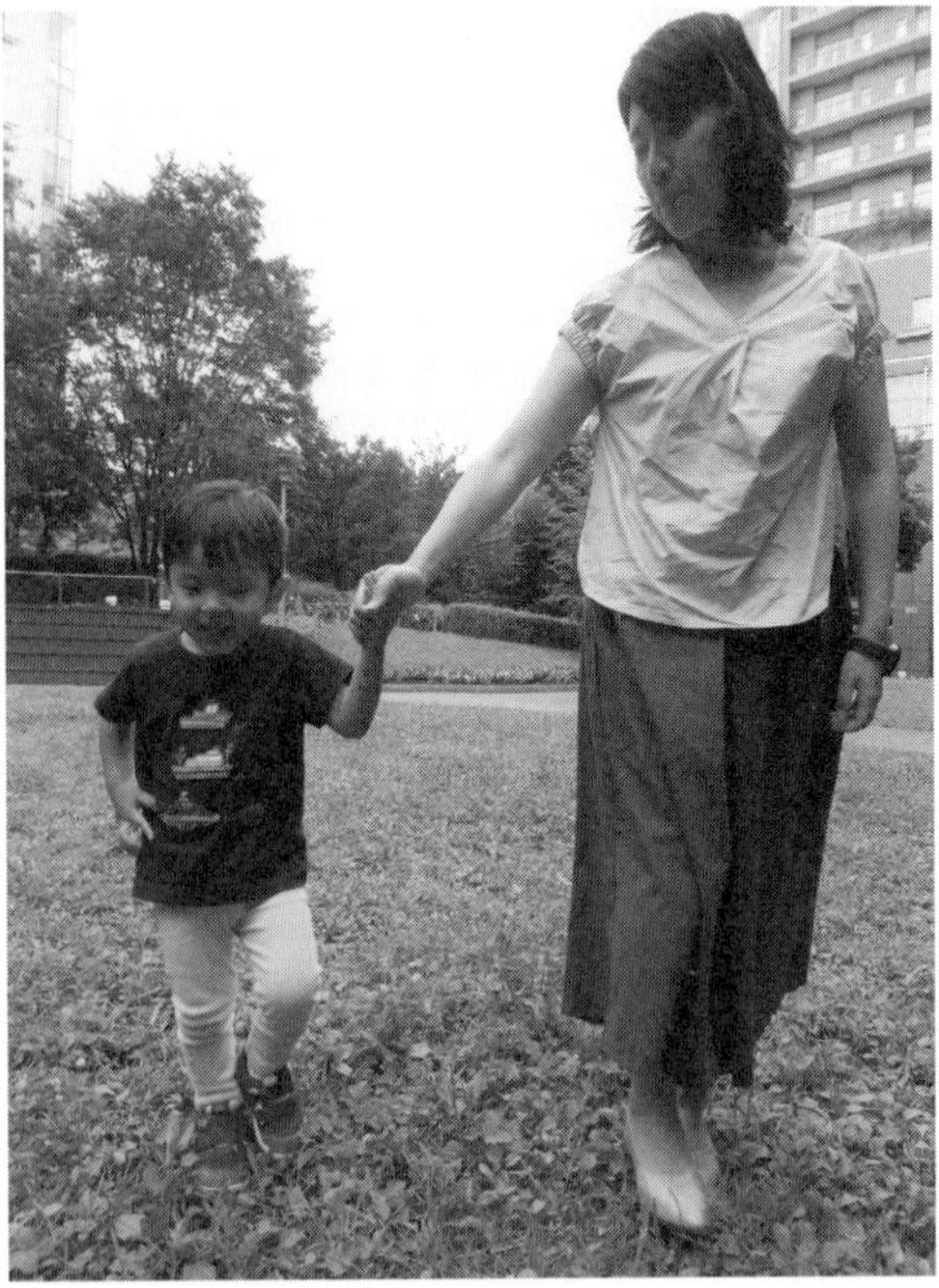

診断技術の進歩は、胎児の段階で病気を治す「胎児治療」の可能性も広げている。

「まさかこんな日が来るとは、妊娠中は思えませんでした」

川崎市の会社員・貴子さん（40）は、芝生の上を元気に走り回る次男・光生《みつき》ちゃん（3）の姿に目を細めた。

自宅近くの産婦人科で

受けた超音波検査で異変が見つかり、向かった大学病院で「先天性横隔膜《おうかくまく》ヘルニア」と告げられた。胸と腹部を隔てる横隔膜に穴が開き、入り込む腸などで圧迫された肺が成長しなくなる。胎内では母親から酸素が届くが、生後は呼吸が困難になる難病だ。妊娠20週目だった貴子さんは「頭が真っ白になり、将来が不安で夜も眠れなかった」と振り返る。

国立成育医療研究センターに転院し、胎児治療を提案された。腹部から内視鏡で胎児の気管に風船を入れて膨《ふく》らませ、肺の成長を促す手術だが、臨床研究中で入院期間も2カ月近くかかる。夫は手術による貴子さんの体への影響を心配した。「受けるべきかすごく迷いましたが、やらないより、やって後悔した方がいい」と決断した。

手術を経て生まれてきた光生ちゃんは、間もなく呼吸器が不要になった。ヘルニアのため胃が変形し、口から栄養を取れず一時は胃ろうをつけた。2歳まで手術や入院を繰り返したが、今は元気良く保育園に通っている。貴子さんは「病状には個人差があり、誰にも勧めるかと聞かれたら悩みます。でも、胎児治療の選択肢ができて私は妊娠に希望が持てました」と話す。

胎児治療は生後の治療では手遅れになる重い疾患を、胎児のうちに治すことを目指す。手術の他に投薬などの方法もある。国内では１９８０年代から実験的に取り組まれ、大学病院などのグループが治療の可能性がある11の疾患を挙げている。研究段階の治療法が多いが、一部は公的医療保険の対象になったものもある。

グループの中心を務める成育研の左合治彦副院長はこう語る。

「胎児治療が近年進んだのは、超音波検査の技術発展が大きい。早く診断がつけば治療できる可能性が広がる」

超音波検査は広義の出生前診断に含まれる。最新の超音波装置は胎児の姿を立体的なカラー画像でみることができる。静止画をつないで作る動画は、赤ちゃんの変化する顔の表情や手足の動きまでリアルに浮かび上がり、驚かされる。

超音波検査には、妊婦検診で赤ちゃんの発育状況をみるため全員が受ける「通常超音波検査」と、赤ちゃんの形態異常の検出を目的に希望者が有料で受ける「胎児超音波検査」がある。産婦人科医の診療ガイドラインは両検査を明確に区別し、後者は倫理面を考慮して「妊婦から尋ねられたら説明する」としている。だが、実際の現場で2つの検査の線引きは紙一重だ。胎児超音波検査を専門に営業しているクリニックも存在する。

出生前診断が論議を呼ぶのは、胎児の異変を知ることが結果として中絶につながるからだ。胎児治療の選択肢が広がり、治せるようになれば、位置付けは変わるかもしれない。

一方で、まだ治療できる病気は限られ、NIPTが対象とするダウン症などのトリソミーは治療法が見つかっていない。おなかの中で治療するため、母体への影響も大きい。

自らも胎児治療を手がける慶応大学の田中守教授（周産期学）は、過度な期待を戒める。

「新生児の管理技術も向上しており、胎児治療が本当に必要かどうか慎重な判断が求められる。出生後なら血圧や心電図、脳波などを見ながら集中治療できるが、おなかの中の胎児にはできない。リスクが十分に伝えられているのか心配だ」

■「際限のない選別」への道

診断技術の進歩は一方で、赤ちゃんのうちに分かる異変を増やし続けている。

ＮＩＰＴ拡大を日産婦が推し進めていた２０１９年春、日本医学会の門田守人会長は非公開の文書で日産婦にこう要請した。

「すでに技術的にはさまざまな疾患の検出も可能となっており、早急にＮＩＰＴ技術全体のあり方についての指針を検討していく必要がある」

日産婦の指針は３つの染色体の検査しか認めていない。無認定施設は指針を無視して全染色体や微小欠失までも分かる検査を高額で提供している。医学会の要請はこうした現実への対処と共に、「その先」に対する危機感の表明でもある。

どういうことだろう。診断技術に詳しい昭和大学の関沢明彦教授は「最新のＮＩＰＴは胎児の遺伝子診断への応用も可能になってきた」と解説する。

妊婦の血液を詳しく解析するだけで、胎児の染色体にとどまらず、さらに細かく１つの遺伝子の変異が原因で起きる病気の可能性も分かるのだ。調べられる対象はまだ少ないが、海外の大手検査企業は技術開発を競っている。欧米で発症率の高い難病の嚢胞性線維症《のうほうせいせんいしょう》（粘度の高い分泌物《ぶんぴつぶつ》が肺や消化管に溜まり、臓器の働きを妨げる疾患）の診断は一部の国で利用されている。

その先に応用が見込まれるのは、胎児の全遺伝情報を網羅的《もうらてき》に調べる「全ゲノム解析」だ。しかし、医学倫理で国際的に名高い英国のナフィールド生命倫理評議会は「全ゲノム解析のためのＮＩＰＴの使用停止」を求めている。遺伝子の変異が分かっても、現在の医学レベルでは意味が不明なことは多々ある。病気や障害の原因であるとしても、胎児の重症度やどんな形で表れるかまで知ることは困難だ。

東京慈恵会医科大学の佐村修教授は「本来健常な子が生まれる場合でも、はっきりしない結果で不安になり妊娠を諦めることが起こり得る」と危惧する。

診断技術の飛躍的進歩がもたらす光と影は「健康な赤ちゃん」という常識さえ変えかねない。「際限のない選別」に進まないために、どうすればいいのだろう。

■変わらぬ誤解と偏見

その手がかりは、検査対象とされる病気や障害のある人々の姿にあるかもしれない。当事者や支援団体はＮＩＰＴの急速なビジネス化に危機感を募らせ、何かを変えようと試行錯誤している。

２０１９年夏、ダウン症のある人やその家族らに、一つの研究報告が波紋を広げた。国立成育医療研究センターが、国内のダウン症児の出生数を推定した結果、２０１０〜16年の7年間は毎年２２００人前後で「ほぼ横ばい」と、米国遺伝医学雑誌に報告した。波紋の理由はこの結果自体ではない。研究をウェブサイトで紹介する広報資料に「急速な妊婦の高年齢化と出生前診断の普及は均衡《きんこう》が取れている」と、出生前診断の「成果」と示唆するような説明があったからだ。

日本の女性の平均出産年齢は年々上昇している。一般には母体が高齢だと、ダウン症をはじめ胎児の染色体の変異が生じる確率は高まる。ダウン症児の出生数は公的統計がなく正確には分からない。開業医を中心とする日本産婦人科医会が全出生数の約１割を対象に続けている独自調査では、近年は「微増傾向」とみられていた。

つまり成育研の研究報告は、出生前診断の利用拡大で中絶を選ぶ人が増えた結果、「横ばい」になった可能性を示している。「ダウン症児の増加＝悪という差別意識が前提にあるのでは」。日本ダウン症協会の理事は憤る。

ダウン症の症状は多様で、知的障害や合併症にも幅がある。数ある先天性疾患の中では必ずしも重度ではない。出生前診断の対象の代表例とみなされているのは、技術的に発見しやすいという理由が大きい。

「世間の情報が偏《かたよ》っている。誤解や偏見が妊娠中の不安を増幅させている面もある」

ダウン症の理解促進を目指して活動するＮＰＯ法人「アクセプションズ」（東京都）の古市理代理事長は唇をかむ。

この団体は２０１２年から、ダウン症のある人やその家族らが市街地を歩くパレード「バディウォーク」を東京や大阪など7都市で開催し、人々と直接触れ合う機会を増やしてきた。定期的に開く勉強会では、特別児童扶養手当や医療助成などの支援制度も紹介し、「育児に高額の費用がかかる」「親が亡くなった後、生きていけない」といったよくある誤解の解消に努めている。活動を支援する人や企業も年々増えてきた。それでも「普通学級に進学できる例が限られるなど、理解不足は感じる」という。

古市さんは今まで、さまざまな配慮から出生前診断について積極的な発言を控えてきた。しかし、近年の動きに考えを変えた。

「NIPTの普及はダウン症の否定に直結している。これだけはダウン症のある中学3年生の息子の親として代弁したい」

厚生労働省でNIPTを巡る議論が始まった2019年秋、医療系の学生団体とイベントを東京都内で共催した。医学や薬学を学ぶ各地の学生11人が、アート作りを通してダウン症のある子どもたちと遊び、それぞれの親から育児の話を聞いた。

「今まで医師に言われて嫌だった言葉はありますか」

テーブルに輪になって座った学生たちは、子どもたちの親に積極的に質問し、生の声を聞いた。参加した島根大学医学部4年の滝沢章さんは「画一的に障害を捉えるのではなく、一人一人の姿や個性をしっかりと見る医者になりたい」と将来を見据えた。彼の目標は産婦人科医だ。

■「不幸」決め付けないで

長野県松本市で２０１９年７月に開かれた日本周産期・新生児医学会の学術集会。多くの産婦人科医や新生児科医らが一堂に集まる会場の片隅で、18トリソミーの子どもを持つ親の会「18っこのわ」の会員たちがチラシを懸命に配っていた。

チラシには会員家族のたくさんの笑顔の写真と共に、こんなメッセージが添えられていた。

18トリソミーの子どもたちの写真の前で。宮下文男さん（左）、美恵さん（右）、とわちゃん

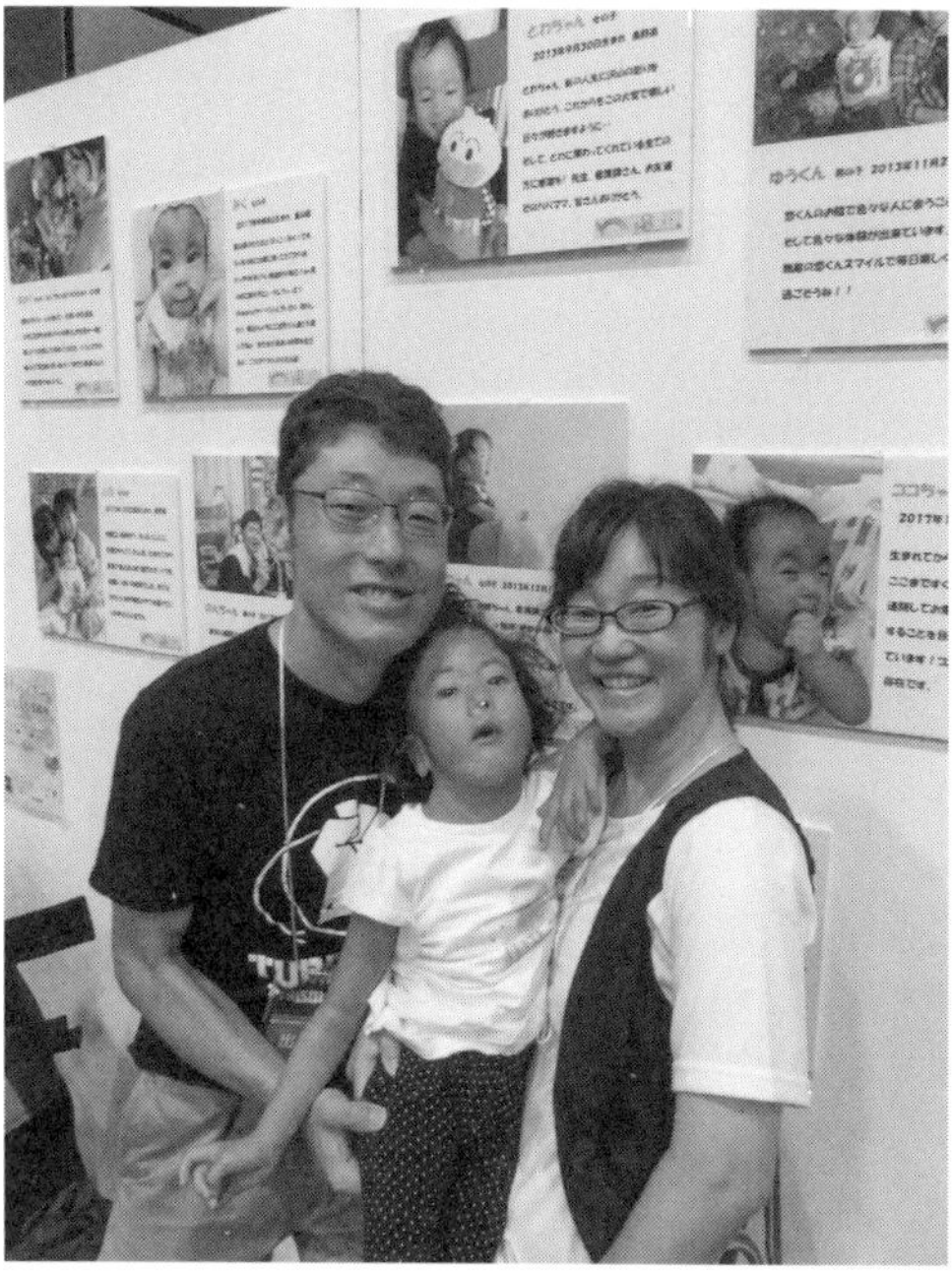

「不幸……ではありませんでした」

「出生前診断を受けた家族にどのように伝えていますか？」

18番染色体が１本多い18トリソミーは、知的障害や心臓の病気を伴うことが多く、一般には短命とされる。

メッセージを考えた親の会の宮下美恵さん（47）は長女・とわちゃ

ん（6）の妊娠中、母体血清マーカー検査を受けた。40歳を過ぎて授かった待望の赤ちゃん。どんな結果でも産むと決めていたが、18トリソミーの可能性が分かると「医師から聞かされたのはマイナスの話ばかり。私のためを思って言ってくれたのかもしれないが、産むのは間違いのように感じた」と振り返る。

とわちゃんはケアが必要で体調を崩すことも少なくないが、成長して幼稚園にも通えるようになった。夫の文男さん（43）と一緒に日々向き合ううち、否定的な印象は大きく変わった。

「笑顔で見つめると笑い返してくれる時や、家族にしか出さない声で甘えてくる時。他人から見たらちっぽけでも私にとっては十分幸せです」と美恵さん。「だから医師には結論を決め付けずに対応してほしい」

東京都内の会社員・小川琢也さん（46）と美樹さん（46）は、ダウン症のあるりおちゃん（4）を生後4カ月の時に養子に迎えた。

夫婦は4年前、ダウン症のある男児を3カ月で亡くした。出産前、育てていく準備のためにダウン症をインターネットで調べると、否定的な情報があふれていた。「こんな事実を知ったのは、天国に旅立ったわが子からのメッセージのように思えた」。夫婦で話し合って養子縁組団体にダウン症のある赤ちゃんを希望した。

りおちゃんは岡山県で生まれ、全国の病院や乳児院を転々として小川さん夫婦に迎えられた。重い合併症はなく、育児で特別な負担は感じないが、養子について周りから「すごい」「どうして」と驚かれるという。美樹さんは「本当に可愛くて仕方がない。発育はゆっくりだが、私たちのペースに合っている」と何気ない日常をブログで発信している。だが、世間の壁を感じることも増えてきた。保育園に預けようとすると、「他の子と同じように保育できない」などと言われて断られた。外出先で好奇の目を向けられることもある。

琢也さんはこう呼びかける。

「私自身もそうだったが、健常者は多数派だから少数派のことをよく知らない。でも、悪意なく知らないことが偏見を生んでいる。学校教育の場など互いに接する機会を増やすことで、少しずつ社会も変わってほしい」

小川さん一家に会った帰り道。都心を走る電車に揺られながら思いを巡らせた。

「出生前診断を受けたら安心が得られる」。そんな気持ちも理解はできる。

その「安心」とはなんだろう。きっと、「安心＝幸せ」を願っているのではないだろうか。でも、どんなに検査をしても、赤ちゃんの全ての異変が分かるわけではない。むしろ分からないことの方が多いのだ。「安心」した後、想定外の疾患をもって生まれてきたらどう感じるだろう。一見健康に生まれても、発達障害が現れたり、心を病んだりすることもある。

幸せにはいろんな形がある。そんな当たり前のことを、小川さんや宮下さんの一家は教えてくれた。

拡大する「不安ビジネス」が今、なし崩し的に、私たちを「命を選ぶ社会」に向かわせている。その先に、不安はなくなるのか。新たな不安が生まれてはこないだろうか。

第2章　障害者拒み「地価が下がる」　施設反対を叫ぶ地域住民

■紛糾する住民説明会

横浜市郊外の住宅地でバスを降り、一戸建てが整然と立ち並ぶ道を歩く。秋風に街路樹が揺れている。やがて、家々の軒先に大きな黄色い旗が掲げられている一角が現れた。30軒近くあるだろうか。ひらひらと風にたなびく旗には、大きな黒い文字でこうあった。

「地域住民の安全を守れ」「子どもたちの安全を守れ」「運営反対」――。

黄色い旗の家々に取り囲まれるように建つのは、精神障害や知的障害がある人の２階建てグループホーム「ヨット」だ。事業者が最初の説明会を開いてから2年近く、地域住民による反対運動は収まらない。利用者が暮らし始めて1年たった今も、旗が掲げられた状態が続いている。

ヨットは、横浜市が２０１８年3月に新設を承認し、訪問看護サービスなどを展開する

「運営反対」などと書かれたのぼり旗が並ぶ道を歩くグループホームに住む男性

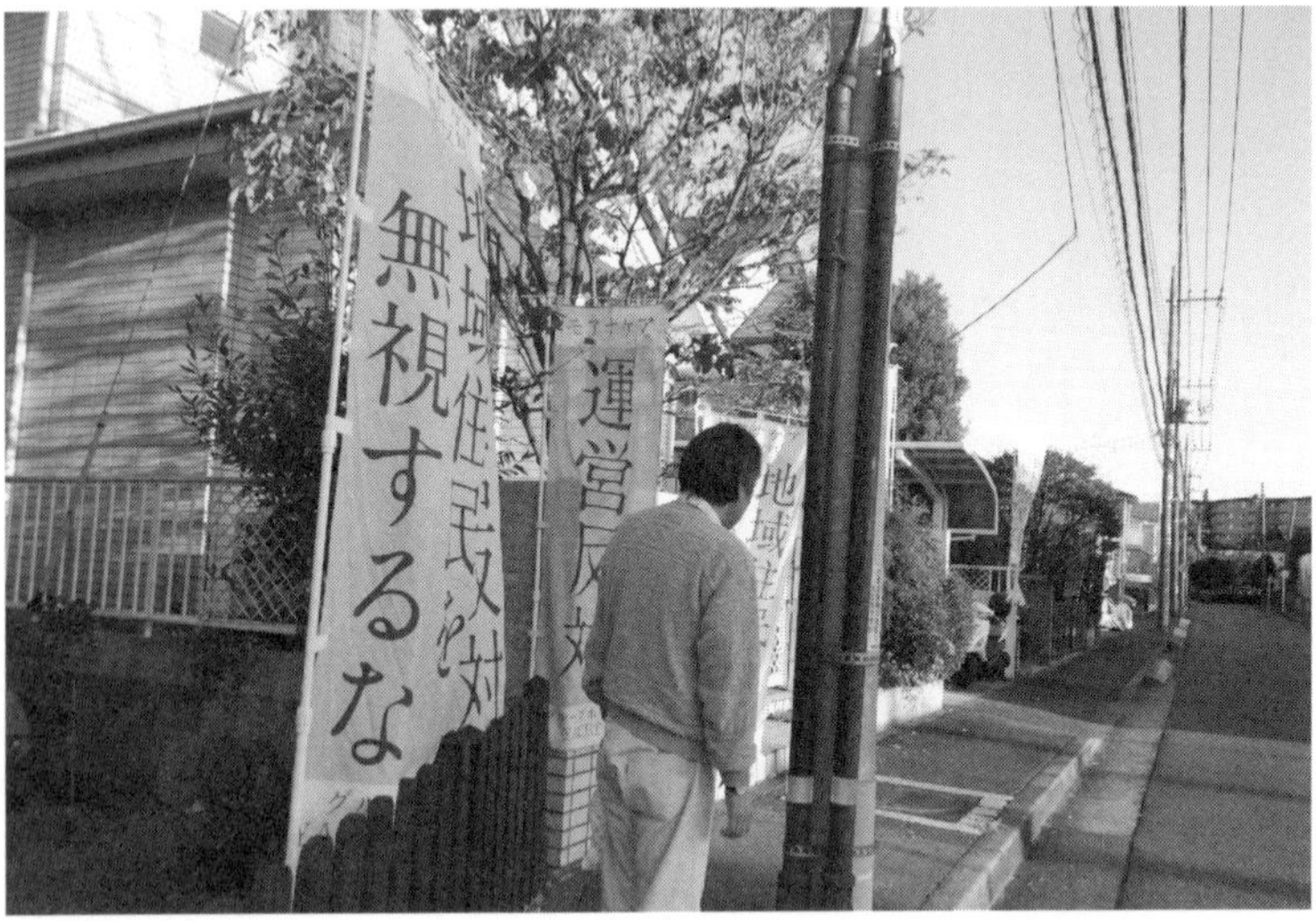

「モアナケア」（横浜市都築区、篠田長造代表取締役）が運営する。地元の自営業の男性がモアナケアの考えに賛同し、建物を建て賃貸で提供した。男性は「地域のためになることをしろ」という父親の遺言を大事にし、地域の行事などを率先して行ってきたという。

モアナケアによると市の承認から半年後、工事を請け負う工務店が書面を持ち近隣にあいさつに回った。障害者のグループホームが建つことを知った自治会は、モアナケアに説明会を開くように求めた。1回目の説明会はこの年の12月、住民約70人が参加した。

「建設を中止しろ」「計画をやめろ」

住民は約2時間にわたり、次々に反対を訴えたという。モアナケアは横浜市にも相談し、翌年1月に2回目の説明会を近くの幼稚園で開いた。

篠田さんと法人執行役員を務める妻の富子さん、横浜市の職員、横浜市都筑区の職員、地主の男性2人、建設にかかわったコンサルタントが事業者側として説明に立った。だが、約１００人に膨れ上がった住民側との話し合いは紛糾した。

モアナケアの篠田さんがまず口火を切った。「障害者の自立生活を目指すためにグループホームをやります。ご心配かと思いますが、絶対に迷惑をかけないという保証はありません。だからこそ私たちスタッフ、ご近所のみなさんの見守りが必要になると思っています。ご心配な方はぜひ一度、入居者の方にお会いになってください。必ず安心すると思います。ご理解を頂きたい」

すると、住民の一人が声を荒げた。「代表は今、『何も起こらないとは思えない』と、つまり『何かが起きる』と宣言しました。どういうことが起きるんでしょうか？」

看護師でもある富子さんがとりなすように答えた。「間違って声をかけたり、道に迷ってよその家の敷地に入ってしまうことがあるかもしれません。その時は『こっちじゃないよ』と声をかけてあげてください」

住民は納得しないばかりか、次々と苛立《いらだ》ちの声を上げた。

「そういう迷惑になることが想定されているなら、なぜ事前に説明会をしないのか」

「こちらが要求するまで説明会を開かなかった」

「子どもを安心して遊ばせられない」

市の担当者は「グループホームなど障害がある人の施設を作る時に、住民の方への説明会を開くことは義務付けていません」「障害がある方への理解を進めて、事前に説明が必要という状況をなくしていくことが必要なんです。こうした機会に理解を深めて頂けませんか」と繰り返し説明したものの、反発は収まらなかった。

「土地の資産価値が下がったらどうするのか」という声も相次いだ。

事業者側が「下がるとは思っていません。そういう事実があるなら具体的に示して頂きたい」と応じると、「そんなのあるでしょ」「感覚が全く違うんじゃないの？」とばかにしたような声が上がった。

住民の男性の一人が落ち着いた声で話し始めた。

「僕たちは何も悪いことをしていないのに、いつの間にか価値を下げられてしまう。そういう差別を受けるのに、事前説明会もない。僕らも１００％排除しようとは思わないが、あなたたちが本当に障害者の人のためを思うなら、そういう努力をしてください。あなたたちに障害者の面倒を見る資格はない。人の家に土足で上がり込んできてお前ら言うことを聞けというふうにしか見えない」

発言が終わると、会場からは大きな拍手が沸き起こった。

「精神障害者のグループホームがあったら、子どもがいる人は引っ越してきませんよ。人も出て行く。あなただったらそこに住みますか？」

「良心が痛まないんですか？」

「なぜ幼稚園や小学校がある地域に建てるのか」

地主の男性が見かねて「人によって（障害者に対する感じ方は）違うんじゃないでしょうか？　資産価値が下がるかどうかは、分からないですよ」と答えると、「100％みんな感じているだろう」などとヤジが飛んだ。

同席したコンサルタントが「全国で事業を展開していますが、路線価が下がったという話は聞いたことがありません」と説明すると、「ばかか！」と怒鳴る男性もいた。

「事前に説明がない」「安全が脅《おびや》かされる」「地価が下がる」「障害者のグループホームだということを隠していた」……。これまで介護事業を営んできたモアナケアが、初めて障害者のグループホームを運営することへの不満も述べられた。時に事業者側の説明を遮《さえぎ》りながら、住民の訴えは約2時間に及んだ。

篠田さんは途方に暮れた。「どんなに説明しても理解してもらえなかった。あの時浴びせられた言葉は、暴力に等しい」と肩を落とす。

2月にも3回目の説明会を開いたが、一向に理解は得られなかった。

■「運営反対」の旗が立つ

そして、3月以降、住民の反発は「運動」へとエスカレートしていく。

「自治会役員交代時期のため、新しい役員が決まったら連絡する」と別の説明の場が住民の都合でキャンセルになった後、ヨットを取り囲むように「運営反対」「地域住民を無視するな」「子どもたちの安全を守れ」などと書かれた旗30本以上が立った。

この後、ヨットの開設に反対する署名約700人分が横浜市に提出された。5月に入るとヨット周辺に看板が設置された。説明会で「『100%事故が起きないとは言えない』との発言があり、地域住民としては筆舌に尽くしがたく恐怖さえ感じられた」「住民を無視し続けている」「安全が危惧される」などと書いてあった。

地主の男性宅周辺では「都筑茬田南2丁目に開設予定のグループホームヨットに関して」と題する「反対運動対策委員」作成名義のビラがまかれた。「地主である○○○(茬田南○丁目○番地)」と男性の名前と住所を明記したビラは、「当グループホームは徒歩1～2分圏内に幼稚園、小学校、中学校が隣接しており、毎日多数の子供達が通学しております。中学生については部活終わりに暗くなってからの下校をしている生徒も多く、多くの保護者が不安を覚え心配しています」「私達住民は、幼稚園児、小学生、中学生、約2000人の子供達の安心、安全を守るべく、現在反対運動をしています。(中略)近隣住民の皆様には、どうぞ、ご理解とご支援をお願いいたします」などと呼びかけていた。

同じころ、モアナケアは完成したヨットをお披露目することで地域に理解してもらおうと、内覧会を計画した。回覧板を使って周知しようとしたが、自治会に断られたため、一軒一軒にチラシを配って内覧会にこぎつけた。

その当日、5月18日の模様を記録した動画がある。

反対住民約30人が旗を手にヨットの前にずらりと並ぶ。運動の中心になっている初老の男性が拡声器を使い、「運営反対、子どもたちの安全を守ろう」「運営するな」などと繰り返している。子連れの女性や年配の男性まで、年代は様々だ。スマートフォンをかざしてヨットの内部を撮影している人もいる。内覧会どころではない。

ひとしきり声を上げ終わると、自治会役員を名乗るその男性が、ヨットのスタッフに歩み寄り、こう伝えた。

「横浜市に陳情書を出し、懸念事項を伝えているが、一度も住民向けの説明会がございません。我々の不安事項、懸念事項が一切解消されていない中でのグループホームの運営はやめていただきたい」

スタッフが住民たちに説明しようと住民に近づこうとすると、立ち並んだ人たちの中から「話す必要ない」「話したくない」と声が上がった。映像を撮影していたスタッフには、「なんで勝手に撮っているんだ」「そういうこと、していいと思っているんですか」と怒号が浴びせられた。

この時点までに3回の住民向け説明会が開かれており、うち2回は市や区の職員も参加している。「住民向けの説明会が一度もない」というのは事実でない。

一連の行動を見ると、地元自治会や「反対対策委員」は、精神障害などの障害のある人が地域に住むことに不安を抱き、子どもや地域住民の安全が脅かされると考えているようだ。そして、グループホームをこの場所に開く理由の説明を求めながらも、説明のあるなしにかかわらず反対している。そもそも「話し合う必要はない」という声もある。

障害者差別の問題に詳しく、事業者側の代理人を務める池原毅和《よしかず》弁護士は渋い表情でこう話す。「説明会は糾弾集会になりがちです。グループホームに不安を抱く住民が不満を共有し、仲間意識を持ち反対派を組織化する場になってしまいがちだからです。冷静にやり取りするためにも書面を交わすことも必要です」。そしてこう続けた。

「住民の人たちが言う不安とは、精神疾患など障害のある人は危険だという典型的な偏見に基づいたものです。そうした偏見が、障害のある人に対する地域社会からの排除・排斥《はいせき》の原動力になってしまっている」

■障害者差別解消法では「住民の同意」不要

２０１４年に日本が批准した障害者の権利条約19条は、「全ての障害者が他の者と平等の選択の機会をもって、地域社会で生活する平等の権利を有する」と規定している。

障害者施策の基本理念を定めた障害者基本法は「全て障害者は、可能な限り、どこで誰と生活するかについての選択の機会が確保され、地域社会において他の人々と共生することを妨げられないこと」（３条２項）と記されている。

つまり、障害者であってもどこに住むかは自由だ。もし、あなたが引っ越しをする時に、転居先の近所の住民にわざわざ「私はここに住んでもいいですか？」と尋ねるだろうか？あるいはそこに住むことについて「私がここに住んでも安全です。事故は１００％起きません」と近所の人に保証する必要があるだろうか？

障害者問題に詳しい藤岡毅弁護士は、「説明義務があるという発想自体が障害者への偏見と差別に当たります」と話す。「もし、あなたが女性だから、特定の人種だから、高齢者だからといった理由で、他の人には求められないことを求められるなら、それは明らかな差別です」

２０１３年に制定された障害者差別解消法の附帯決議にはこうある。

「国及び地方公共団体において、グループホームやケアホーム等を含む、障害者関連施設の認可等に際して周辺住民の同意を求めないことを徹底するとともに、住民の理解を得るために積極的な啓発活動を行うこと」

障害者施設をつくる時には、周辺住民の同意は必要ない。説明会の開催も義務づけられてはいない。自治体は、こうした点を踏まえつつ、障害者施設の必要性や、障害者差別解消法の趣旨について丁寧に伝えていくなど住民の理解を得るために積極的な啓発活動を行うことが求められる。

■横浜市に紛争解決申し立て

横浜の現場に戻ろう。内覧会をめぐる反対住民の強硬な行動を受けて、モアナケアもやむなく法律に照らした対応に踏み切る。

篠田さんは、池原さんと横浜市に相談し、障害者差別解消法に基づき制定された横浜市の条例に沿った手続きでの解決を模索した。

まず、入居予定者の家族とともに、障害を理由とする差別への相談対応と、紛争解決へのあっせん（両者がうまくいくように取り計らうこと）を市に申し立てた。条例では、障害者や家族などから、障害を理由とする差別に関する相談があった時に、市が相談や紛争解決への調整を行うことを定めている。横浜市の行政手腕が問われることになった。

担当する障害企画課の職員は、6月以降、住民側の質問や要望を聞き取り、モアナケア側と書面でのやりとりを仲介した。担当課長は「事業者側は『説明している』とする一方、住民側は『十分ではない』との認識で平行線だった」と話す。

旗を掲げていることは「障害者差別にあたる」として、住民側に繰り返し撤去するよう指導しているが、聞き入れられていない。課長は「地域には他にも障害のある人が住んでいる。その人たちがどう感じているのか……。力不足ながらやってきたつもりですが、いまだに続いていることは非常に残念です。これまでも反対運動はあり、多少の行き違いがあっても、次第に良好になるケースも多いのですが、どうしてこれ程こじれてしまったのか」とため息交じりに話す。

弁護士の池原さんは住民のやり方を問題視する。「説明会を何度開いても、反対する人たちは反対する。旗を掲げる行為は明らかな差別です。差別的な意見表明をしておいて、『こういうことをされたくないなら、自分たちの言うことを聞け』というのは、いわば強要行為です。それは筋違いではないでしょうか」

担当課だけでは解決できないと判断した横浜市は、２０２０年2月、紛争解決のあっせんを外部識者による調整委員会に委ねた。委員会は3月下旬、改めてこれまでの経緯を尋ねる質問書をモアナケアに送った。横浜市が仲介に入ってからすでに1年近くがたっている。対応のレベルが変わったとはいえ、当事者にすれば「また、一から説明ですか」と徒労感が募っている。9月末時点でも解決の道筋は見えていない。

「行政に期待していたが、残念ながらスピード感に欠ける対応です。このまま解決しなければ、最終的には法的な手続きをとらざるを得ない」と池原さんは対応の遅さを批判する。その上で、こう指摘する。

「トラブルが起きないためには、火が小さいうちに障害者差別解消法などの法制度に基づく方向を、行政が毅然とした態度で示すことが必要です。『共生社会実現のために必要です』と言えばいいだけ。グループホーム側の人が言うのでは、かえって不安や偏見を持った住民の反発を買ってしまいます。障害がある人もない人も一緒に暮らすことが基本で、そのために何をするのかを考えなければ進みません。それに、今の状況は、グループホームの入居者にストレスがかかっています。ストレスは精神疾患の再発要因。この状況を長引かせることは望ましくないでしょう」

モアナケアは隣接地に2棟目の建設を予定していたが、開設の目途《めど》は立っていない。

■「何をするかわからない人たち」

なぜ地域住民は、障害者施設の建設に反対するのだろうか。近くの家の呼び鈴《りん》を押しながら、訪ね歩いた。洒落た造りの一戸建てから出てきた初老の上品そうな主婦は、グループホームのことを尋ねると、眉《まゆ》をしかめて言った。

「突然建物ができて驚いたわよ。障害者のグループホームだなんて聞いてないもの。だって、何するかわからない人たちでしょう。近くに小学校や幼稚園もあるんだから、自由に出歩かれると困る。ちゃんと職員が付いていて、集団で出かけてもらわないと。2棟目は絶対に建てさせないわ」

玄関で立ち話をしていたところ、家の前に車が停まった。主婦はまた上品そうな笑顔に戻って車の運転手に声をかけると、「ごめんなさい、お客さんなので」と言って家の中に戻って行った。

近くの畑で農作業をしていた70代の男性に聞くと、「あそこのグループホームか。別に障害者を差別しているわけじゃない。事業者のやり方が信用できないんだよ。あの事業所のせいで町内は二分されてしまった」と迷惑そうに話す。

「建物を建てている時、工事の人に聞いたら会社の寮だと言っていた。それなのに話が違う。こっちが先に住んでいるんだから、後から来て事業をやりたいなら、向こうが説明するのは当然じゃないか」と運営会社への不信感をあらわにした。旗を立てている家の多くは、新聞記者だと名乗ると、申し合わせたように「これから出かけるところなので」とインターホン越しに答えた。

地域の子育て支援にかかわる60代女性は複雑そうな表情でこう話す。「地域には障害者がいる家庭もあります。その人たちはどんな風に思っているのか……。この地域はもともと仲が良く、反対の旗を立てている家の人たちも普段はすごくいい人たちなんです。それがどうしてこうなってしまったのか。こんな風景を見ながら毎日、通学している子どもたちへの影響を考えるといたたまれない」

■見えない「地域住民」

事業所に寄せられる文書や、近所に投函されたビラの作成者は「反対運動対策委員会」や「有志連合」と記されているが、名前が記されていることはほぼない。初期の頃から近隣や市との調整を担っているグループホームの管理責任者の沢田裕司さん（43）はため息交じりにこう話す。「こちらは福祉の話をしているのに、住民の人たちは『会社の手続きが問題だ』と言って来る。彼らには彼らの『正義』があり、どんなに説明しても不十分だと言って来る。私たちの『正義』とはいつまでも議論がかみ合わないのです。旗を立てているのは30軒ほどです。中心人物はおよそ見当がつくのですが、その中心人物と自治会の関係はどうなのか、誰が行政と話し合いをしているかはっきりと分からない。自治会長も毎年変わる。誰と話したらいいのか正直言って分からないのです」

２０２０年に入ってからも2度、話し合いを自治会長にもちかけたが、断られたという。

「向こうは遠巻きにして、こちらを名指しして批判しますが、ご自分の名前を出して直接意見を言ってくれる人はほとんどいません。全員が反対しているわけでもないでしょう。『地域住民』は漢字で書けば4文字ですが、私には、なんだか捉えどころのないこんにゃくのような存在に感じてしまうのです」

■根拠なき反対理由

問題を整理したい。住民たちの主張で繰り返し出てくるのが「地域住民の安全」「子どもを外で遊ばせられない」といった不安。つまり「精神・知的障害者の危険視」だ。彼らは本当に「危険」なのだろうか。

２０１８年の犯罪白書によると、全犯罪のうち精神障害者によるものは全体の１・５％、精神障害者でない人によって行われた犯罪は98・5％。２０１８年の犯罪白書と障害者白書から推計すると、精神障害者と知的障害者に占める刑法犯罪者の割合は０・08％。精神障害者と知的障害者でない人に占める刑法犯の割合（０・２％）と比べてかなり少ない。精神つまり精神・知的障害者よりも、そうでない「健常者」の方が2・5倍罪を犯す割合が高いのだ。

これについてはメディアにも責任の一端がある。なぜなら凶悪な事件が起きた時、それが事件を引き起こした要因かどうかにかかわらず、「精神科に通院歴があった」「発達障害だった」などと報じることがあるからだ。身近に障害がある人がおらず、障害者との出会いがそうした情報になれば、偏見や差別の温床になってしまう。

「地価が下がる」はどうか？

東京都文京区で起きた障害者入所施設への反対運動解決に助力した弁護士の藤岡さんが、区内の障害者グループホーム、作業所の計３施設について開設後の近隣の路線価の推移を調べたところ、全ての施設で建設によって地価が下がったことは認められなかったという。全国でグループホーム建設を手がける大手建設会社・積水ハウスの担当者によると、「この10年間で３４０棟に関わるが、グループホームの建設で周囲の地価が下がったという話は聞いたことがない」という。藤岡さんはこう問いかける。

「障害者施設ができたら地価が下がるというのは全く根拠がありません。そんな言説はいわば都市伝説にすぎない。もし、地価が下がったとしたら、それは障害者に対する誤解や偏見が生み出す風評被害ではないでしょうか。誤った考えを基に市民を排除することは正しいことですか？」

■「手続き論」へのすり替え

もう一つ、理由に挙げられるのが「事前説明がない」「会社のやり方が気に入らない」という「手続き論」だ。障害がある人にも住む場所を自由に選ぶ権利があること、障害者施設に対して、住民の同意が必要ないことは、先に述べた通りだ。繰り返すが、健常者に求めないのに、障害者が住むからといって事前に了解を求めたり、「説明すべきだ」と考えたりすること自体が差別にあたる。

藤岡さんは、「反対運動の傾向として、最初は障害者への不安を主張するが、後になると手続き論が主な主張になる。途中で差別意識を公然と表明することが社会通念上よくないと気づき、別の理由を前面に出してくるのです」

反対派住民は「障害者差別はしていない」と主張する。横浜市の例でいえば、確かに介護事業所が初めて障害者施設の運営に関わることへの不安もあっただろう。

しかし、障害者が住むなら、「障害者の側から説明し、住民たちを納得させる必要がある」と主張する心の底には、差別が潜んでいないだろうか。自分たちの正当性を主張するために偏見や差別を「手続き論」にすり替えていないだろうか?

説明会で住民の一人が言った「感覚が全く違うんじゃないの?」という言葉が印象的だ。障害がある人に対して、「同じ人間」だと感じる人と、「危険だから排除したい」と感じる人。その「感覚」の落差は、あまりにも大きい。

「反対の旗を立てている家の人たちも普段はすごくいい人」という言葉も、ざらりと響く。他の施設反対運動の現場でも、にこやかに話していた「普通」の主婦や近所の人たちが、障害者施設について尋ねると、急に声を潜めて「小さい子がいるからやっぱり不安」「必要なのは分かるけど隣だとちょっと……」「本当は嫌。風俗店なら文句を言えるけれど、障害者施設だと言いにくい」と口々に話した。

逆に「全く気にしていない」「普通の人だって何をするか分からないので同じ」という人もいる。時間を経て地域に溶け込んだ施設も多い。

いずれにせよ、利用者が入居するころには終息したり、「反対」と記された看板が撤去されたりするケースが多い。「最初のボタンの掛け違い」があったとしても、グループホームにすでに人が住んでいるにもかかわらず、反対の旗を掲げ続ける横浜市都筑区の現状は異様な光景に映る。

障害者差別解消法の第4条「国民の責務」には、こうある。

「国民は、（中略）障害を理由とする差別の解消の推進に寄与するよう努めなければならない」

■地主は「地域のために……」

グループホームの地主の男性（66）は父親がモアナケアで数年間、介護を受けていた縁でグループホームの建設協力を申し出た。ガラス職人をしているという男性はこう語る。

「おやじが世話になったし、信頼できる事業所だ。障害者のための家をつくると聞いて、うちの土地を使えばいいと思ったんだ。近所にダウン症の子がいて、いつもあいさつしてくれるんだ。そういう子が、親亡き後に住む場所になればいいと思ってさ。おやじの遺言は『地域のためになることをしろ』だったからね」

広い土地を受け継ぎ、長年この地域で暮らす男性は、自治会役員や消防団員も務めた。畑に芋を植え、地元の保育園児たちを芋掘りにも招いた。

だが、「次は障害者のために」、と思ったら猛反対に遭った。住民有志と事業者の話し合いに数回出席したが、住民たちから「なぜ土地を貸すのか」「親の顔に泥を塗る気か」と詰め寄られたという。「全員が反対な訳ではないだろうが、なぜあそこまで言われなくちゃならねえのか、分からない。俺も仕事で障害のある人に会うけど、みんな悪い人じゃねえよ。同じ人間じゃねえか。ここがだめならどこに住めばいいんだ。お互い協力しあってさ、そういう人の面倒を見てあげればいいのにな。情けねえよ」と予想外の反対に戸惑う。

■グループホームでの生活

建てられたグループホームはそんなに「危険な施設」なのだろうか。

「運営反対」の旗に囲まれて立つグループホームは2階建ての大きな一軒家に見える。陽

「ヨット」のリビング。スタッフの准看護師が入居者に声をかけている

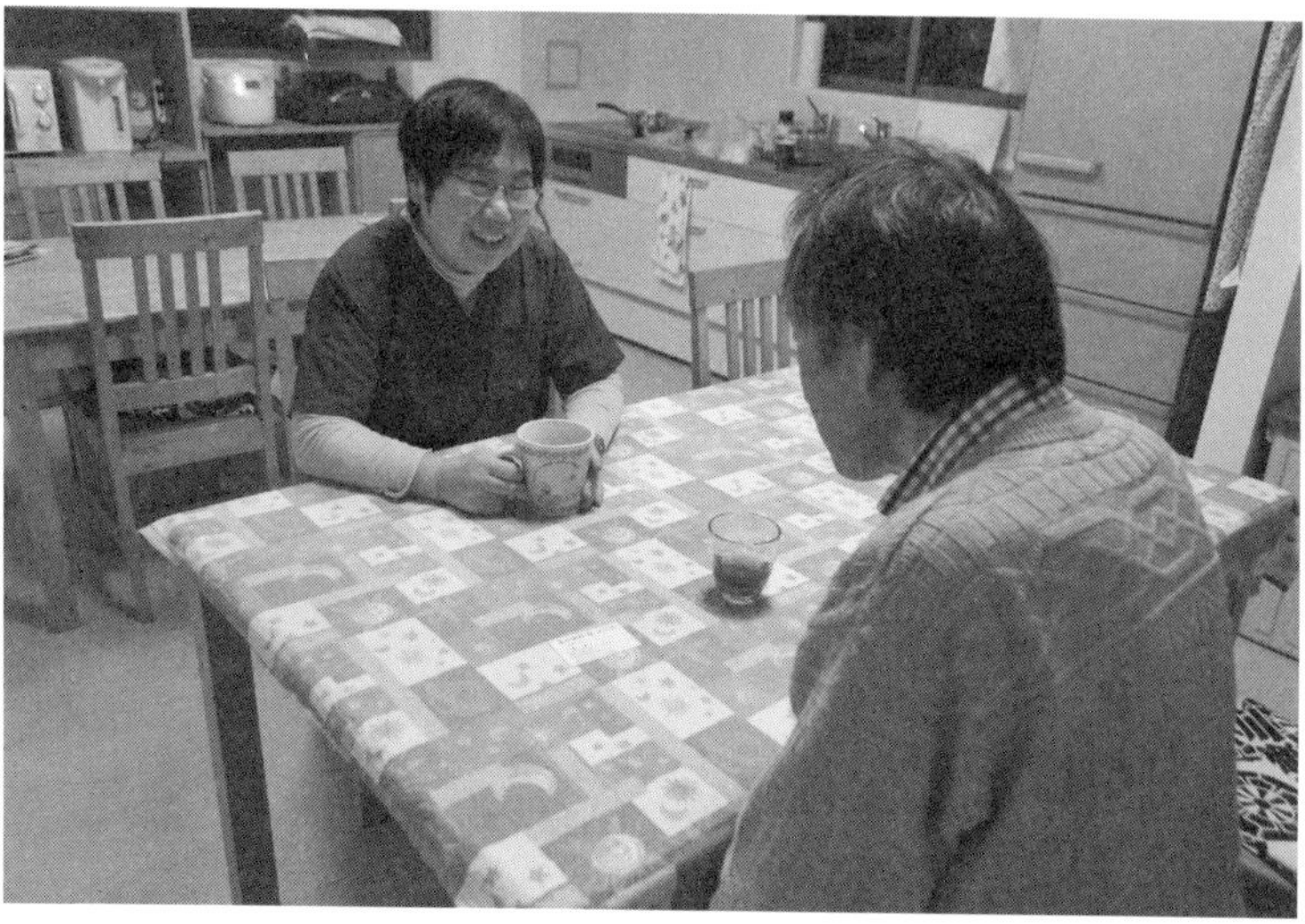

当たりのよい玄関前の花壇には、ピンクのチューリップや黄色やオレンジ色のパンジーが植えられている。

呼び鈴を押すと、「いらっしゃい」とスタッフの三好敏子さん（71）が笑顔で迎えてくれた。精神科病院で約20年間、准看護師として働いた経験がある。「社長の奥さんと看護学校時代から縁があり、ここで働いている」という。

玄関を上がってすぐに職員が詰めている部屋がある。日中は１～２人が、夜は夜勤スタッフが交代で常駐する。スタッフは計11人で、介護施設、障害者施設などで支援の仕事をしていた人ばかりだという。廊下を抜けると白い壁に囲まれたフローリングの広いリビングがあり、テレビや本が置いてある。

入所者はここで食事をしたり、くつろいだりする。1階と2階で計10の居室があり、新築まもないこともあり、清潔に保たれている。

住んでいるのは20代～60代の6人。精神疾患や知的障害がある人たちだ。掃除や洗濯もできる人は自分で行う。朝食をとると就労支援施設に働きに行ったり、リハビリを受けるために精神科病院のデイケアに通ったりして、夕方、帰宅する生活だ。三好さんは、一人一人に気を配りながら、無理なく仕事が続けられるように病院や職場との調整も行い、夜間はオンコールで待機する。入居者が帰宅すると、「おかえりなさい。今日はどうだった?」と温かく声をかけ、リビングでおしゃべりしながら悩み事を聞くことも多い。「精神疾患がある人は、とても繊細《せんさい》です。体調に波があり、無理をすると体調を崩してしまうこともあるので、そのサインを見逃さないようにしている」という。

三好さんの息子は重度の知的障害と内部疾患があり、19歳で亡くなった。反対運動が続く現状について「悲しいですよね。ここに住む人たちは安定していて、病気と付き合いながらも社会で十分、生活できます。やっと病院から出られたのにこんな目に遭うなんて……。障害がある人も普通の人間なのだと伝えたい」。庭に花を植えたのも三好さんだ。「きれいに手入れして、近所の人が声をかけてくれるきっかけになればいいと願っています。本当は仲良くしたい。そろそろ、認めてくれてもいいのではないでしょうか」

グループホームに入居する吉岡聡さん(仮名・63)は、子どもの頃両親が離婚し、厳しい父に育てられた。大学を卒業し、会社勤めをしていた20代後半にストレスで出社できなくなり、10年間引きこもった。その後、統合失調症と診断され、入院や通院して治療を続けている。人とのコミュニケーションは苦手だが、他人に危害を加えたことはない。精神科病院に4年間入院後、病状が安定したため退院してここに来た。今は週5回、病院のデイケアに通っている。退院する時、県内のあちこちのグループホームを探したが、なかなか空きがなく、8件目でやっと見つけた住まいだった。

少しやせ気味の吉岡さんは淡々とこれまでのことを話す。「決まりの多い病院と違ってここは自由だし、スタッフも親切で、料理も手作りで暮らしやすい。体調が完全に戻ったら、また元のように部屋を借りて一人暮らしをしたい」

「地域住民の安全を守れ」などの旗が立ち並ぶことについて尋ねた。

「世の中は弱肉強食だから、差別されても仕方ないのかもしれない。差別しないでくれ、と取り立てて言うつもりはないけれど、僕なりにつらい治療にも耐えて、やっと病院から出られた。ここは僕にとっては必要な施設です。一体僕が、何か悪いことをしたのだろうか」

■NIMBYという価値観

ごみ処理場や火葬場など、誰もが必要とする公共施設でも住民の反対運動は起きている。私たちは毎日ごみを出し、そのごみは収集され、処理場に運ばれる。火葬場も機会は少ないが、一生に一度は利用するはずだ。障害者施設や保育所は、利用する人は限られるが、社会を維持するのに必要な公共インフラであることは多くの人が認めるだろう。こうした「誰もが利用する（あるいは利用する可能性がある）」にもかかわらず、それが近所に建設されるとなると、反対運動が起きる。英語では、Not in my back yard（私の裏庭にはつくらないで）の頭文字をとって「ＮＩＭＢＹ（ニンビー）」と呼ばれる。つまり、「施設の必要性は認めるが、自分の家の近くにはつくらないでほしい」という考え方だ。

施設の反対運動を研究している大阪市立大学の野村恭代准教授（社会福祉学）は、反対の理由を３つに分類する。「迷惑施設ができることで土地の値段が下がるという経済的な不利益」「行政によるきちんとした説明がなかったという手続き論」、ごみ処理に伴い健康被害がでるのではないか、騒音がうるさいといった「物理的な不利益」。

保育施設への苦情は、「送迎時の車の通行が迷惑」「子どもの声がうるさい」といった具体的なものが多い。

障害者施設への反対に特徴的なのは、そこに漠然《ばくぜん》とした「こわい」「気持ち悪い」といった感情が加わることだと野村さんは指摘する。こうした偏見や差別は、一見して分かりやすい身体障害者よりも、精神障害者、知的障害者に対して強い傾向がある。

そもそも、身近に精神疾患があったり、知的障害があったりする人がいなければ、その違いすら知らないことが多いだろう。一方で、凶悪な事件が起きた時、容疑者が精神科に通院歴があることが繰り返し報道される。障害に対する情報不足が、偏見や差別を助長しているとの指摘は多い。タテマエとホンネも異なる。これらの理由は複雑に絡《から》み合うが、いずれにせよ差別は、より数の少ないマイノリティーに向けられる。

こうした障害者施設への反対運動はどれぐらい起きているのだろうか。単発で報じられることはあるが、横断的に調査したものはほとんどない。そこで私たちは、実態を知るために全国調査を行うことにした。

■全国調査で反対運動68件

調査は２０１９年９～10月に行った。障害者施設の建設を巡る住民の反対運動の多くは人口が密集する都市部で起きていると考えられることから、47都道府県と、道府県庁所在地、政令市、中核市、東京23区の計１０６自治体を対象とした。２０１４年10月～19年９月の５年間に起きた反対運動について尋ねる調査票をメールで送付した。

質問の作成には、野村さんに協力頂いた。漠然と反対運動といっても共通の定義が必要だ。そこで次の５項目のいずれかにあたるものにした。①住民の反対によって設立を中止した、②住民の反対によって施設の開設時期が３カ月以上延期された、③住民の反対によって建設予定地の移転を余儀なくされた、④住民の反対によって利用者の生活が著しく制限されている、⑤住民とのあつれきがマスコミ（地方紙を含む）に取り上げられた。

調査は地道な作業だ。一つ一つの自治体の担当窓口に電話をして、依頼する。この時、できるだけていねいに趣旨を説明し、問題意識を共有してもらえるように心がけている。

素っ気ない対応をされることもあるが、「うちの市でも起きていて困っている」と教えてくれて、取材の端緒となることもある。3日間かけてすべてに依頼を終えた。

締め切りを過ぎて回答がない自治体には電話で催促をする。「義務はない」と突っぱねる自治体には、やんわりと「他の自治体は回答して頂いています。ご回答頂けない場合はその理由もお知らせください。併せて掲載しますので」と伝えると、ほどなく回答が来ることが多い。公務員は横並びを重視するからだ。約1カ月後、全自治体から回答を得た。

調査結果から、グループホームなどの障害者施設が住民の反対で建設できなくなったり、建設予定地の変更を余儀なくされたりしたケースが、過去5年間に少なくとも全国21都府県で計68件起きていたことが分かった。反対運動が起きても施設を運営する事業者に任せ、県や自治体などが対応しなかったケースが32件あった。障害者差別解消法が制定されて6年たっても、誤解や偏見に基づくあつれきが各地で頻発している実態が浮かんだ。

施設を種類別でみると、グループホームなど入居施設が52件で最多。就労や発達障害支援など通所施設が17件、放課後デイサービスなど障害児施設も8件あった。障害の種類別では、知的障害者施設への反対が42％、精神障害者施設27％、身体障害者施設19％と続き、知的・精神障害者施設への反対が全体の7割を占めた。反対する理由を複数回答で尋ねると、「障害者への危険視・治安上の不安」が33件で最も多く、環境の悪化31件▽説明が不十分29件と続く。他には、不動産価値が下がる19件▽事前の説明がない17件▽町のイメージダウンにつながる10件だった。

「(反対運動が)ない」と答えたのは71の道県と市区。一方、46の府県と市区が「把握していない」と回答。実際には68件よりさらに多くの反対運動が起きているとみられる。

■変わる障害者の住まい

障害者の住まいは、その時代の施策とともに変遷してきた。

かつて障害者たちは家族の元で暮らしていた。福祉のインフラはほとんどなく、差別意識が今よりも強い時代は自宅に隠していることもあったという。戦後、連合国軍総司令部(GHQ)の占領下で福祉制度が整備され始めたが、その歩みは遅い。知的障害者に住居を提供する篤志家《とくしか》もいたが、精神障害者に関しては長いこと治安・取り締まりの対象で、その後も精神科病院が収容先となっていた。

1960年代後半から1970年代にかけて大規模入所施設が郊外に相次いで建てられた。地域社会から離れ、障害者施設に入所することが「福祉」の時代になる。その後、障害者も、そうでない人も平等に暮らす社会の実現を目指す「ノーマライゼーション」という考え方が広まった。障害者だからといって社会から切り離されて集団で暮らすのではなく、障害がない人と同様に自宅や地域のグループホームでの生活を選べることがノーマライゼーションの理念だ。1990年代以降はグループホームや精神障害者の社会復帰施設が地域に急増した。この頃にも施設の反対運動が各地で発生している。

1998〜99年に毎日新聞が行った全国調査によると、精神障害者施設の反対運動が10年間で少なくとも83件、延べ107施設であった（1999年2月20日付）。後日の社会面には、埼玉県の精神科クリニックが運営する精神障害者の社会復帰施設に対しての反対運動の様子や、北海道苫小牧市の「反対の会」住民の「なぜ住宅地に作るのか」といった意見が掲載されている。

国が補助金を支出して障害者施設を建設する場合、地元の同意書の提出を施設側に対して慣例的に求めていた時期もあった。しかし、大阪府などがこうした手続きそのものが障害者の権利を侵害しているとして、同意書の撤廃を国に要望。1999年度までに全て廃止された。障害者施設の建設は自治体の整備計画に基づくものが多く、反対運動にはいわば自治体と事業者が「共闘」し、住民と対峙《たいじ》する時代だったともいえる。

それから20年がたち、福祉事業のあり方は大きく変わった。自治体が福祉の提供者を決める「措置制度」から、利用者が事業者を選び直接契約して決められる「福祉サービス」に舵を切ったからだ。

2005年に障害者自立支援法が成立して以降は社会福祉法人だけでなく、営利目的の会社もサービス提供者として参入可能になった。このことから、行政は「民間同士の問題」として反対運動が起きた時でも、介入を避けるようになっていった。民間企業の参入で、障害福祉サービスは大幅に利用できる人が増えた。しかし、効率化を求める企業の論理が時に福祉を食い物にする場面も出てくる。その実態については後述したい。

■足踏みする行政、関与に差

障害者施設の反対運動を解決に導く重要なカギの一つが行政の対応だ。

障害者が地域で暮らせるよう厚生労働省はグループホームの整備を進めている。障害者差別解消法の附帯決議は国や自治体に対し、障害者施設を認可する際は周辺住民の同意を求めず、住民の理解を得るため積極的に啓発活動するよう定める。

しかし、反対運動が起きた時に行政が関与すべきかどうか都道府県と市区に尋ねたところ、「仲介すべきだ」と「仲介する必要がない」がほぼ同数で拮抗《きっこう》した。

野村さんは「反対運動は、障害者が地域で生活するうえで代表的な障壁の一つ。障害者の地域移行を進めるため、自治体は反対運動を住民の認識を変える機会と捉え、積極的に介入すべきだ」と話す。

成功例がある。東京都文京区で２０１５年に開設したグループホームは、都有地だったこともあり、区や区議会が全面的に建設を支持した。地元住民１５０人以上が建設反対を訴える横断幕やビラを配り、約３００筆の反対署名を都議会に提出したが、全会派一致で採択しなかった。逆に障害者団体が早期実現を求めた請願書については区議会が採択。区も説明会を６回開き、施設の必要性を繰り返し住民に説明した。

当時の区の担当者は「ここで頓挫《とんざ》すると、今後も福祉施設を建てられなくなるという危機感があった」と振り返る。戸別訪問もして、理解を求めた。

また、施設を運営する社会福祉法人や区内の福祉事業所、社会福祉協議会が共同で、定期的に市民向けの勉強会を開催。ブラインドサッカーの体験や暗闇エンターテインメントなど、楽しみながら障害への理解を深めるイベントを積極的に開いた。次第に反対運動は収束し、開設後も地域との関係は良好という。

他にもある。民間会社が奈良市で障害者支援施設建設を計画し、住民の反対運動が起きた際、住民側に障害者を危険視する発言が出たため、市は予定地区3カ所で啓発集会を開催。こうした発言が差別に当たり、施設は必要であると説明することで開設を後押しした。堺市は、住民から苦情が寄せられた場合、対応する職員は施設建設に住民の同意が必要ないことを説明し、そこで差別的な発言があれば「それは差別にあたる可能性がある」と指摘することとしている。

一方、行政が消極的で問題をこじらせたケースも少なくない。関東地方のある市では2件のグループホーム建設反対運動が起きたが、市は「事業者の仕事」と関与を避けた。その結果、直接の当事者である事業者が住民説明会を催し、自治会長や反対住民への対応に追われたため、開所が大きく遅れた。担当者は「面倒なことに関わるまいと住民の苦情をそのまま伝えてくるだけ」と、市の対応に不満を漏らす。

毎日新聞のアンケートでも、施設側と反対住民を「仲介する必要がない」とした理由として、「事業所が行うべきだ」「民と民の問題」「市が関わると矛先が変わってあつれきが激化する」など、反対運動に距離を置こうとする自治体の消極的な姿勢が見えた。

障害者差別解消法の策定に携わった東俊裕・熊本学園大学教授（障害法）は「施設反対運動は、国民が優生思想下に置かれていることを表しています。福祉施策の実施責任を負うべき市町村は自ら住民に理解を求めなければなりません。事業所だけに説明責任を負わせるのは本末転倒です」と指摘する。

厚生労働省は2025年までに、最大9万8000人の精神障害者の受け皿を作る目標を掲げる。基盤整備には行政の責務とされる障害者理解への啓発が欠かせない。国や各自治体の本気度が問われている。

■ビジネスが生む福祉のゆがみ

障害者施設の反対運動に関連して2019年秋、東京都で一つの動きがあり、福祉関係者の間で物議を醸《かも》した。グループホームを新規に開設する場合、都道府県に申請して認可を得るが、その申請書類に突然、「周辺住民説明状況票」を加えたのだ。グループホームをつくろうと思ったら、周辺住民に説明し、説明した内容や住民の反応について都に報告を求めるものだった。

この書類は都福祉保健局のサイトの申請書類をダウンロードするページにアップされた。「周辺住民説明状況票」には、精神障害者や知的障害者の特性、グループホーム利用者の障害程度、年代、性別、利用者の生活パターン、日中活動先、休日の過ごし方、職員体制、支援内容、夜間の緊急連絡先などについて「どう説明したのか」、そして「住民の意見等」の記入を求めている。さらには、周辺住宅地図を添付し、説明をした住民に印をつけるよう書かれていた。

これまでも見てきたように、障害者差別解消法の附帯決議では、「国及び地方公共団体において、グループホームやケアホーム等を含む、障害者関連施設の認可等に際して周辺住民の同意を求めないことを徹底するとともに、住民の理解を得るために積極的な啓発活動を行うこと」と記されている。にもかかわらず、入居者の個人情報まで周囲住民に詳細な説明を促し、報告を求める内容だった。

これに対して都内のグループホームを運営する社会福祉法人や事業者から、「人権侵害も甚《はなは》だしい。障害者差別解消法や個人情報保護の観点からも大きな問題だ」「時代に逆行する流れだ」と批判の声が上がった。10月、東京都グループホーム連絡会に加盟する有志の社会福祉法人や事業所が、住民への説明義務撤回などを求める要望書を東京都に提出。1週間後、東京都が説明の場を設けることになった。

都の担当者はこう釈明した。既存の事業所に対しては、住民説明は義務でないこと、一方、福祉未経験やビジネス目的と思われる事業所には住民説明を求める。

この書類を作った背景についてはこう説明したという。都内では今年に入り、毎月20カ所ほど新規のグループホームが開設されているが、そのうち8割が新規事業所でこれまで福祉の経験がない。不動産関係のコンサルタント会社が、資産運用を目的に空き物件所有者に開設を持ちかけるパターンが多い。こうしたグループホームは未経験のスタッフが多く、支援の質も低く、実際に入居者の事故が起きており、地域住民の反対運動が急増している。住民は「障害者施設ができるのが嫌」とは言わず、「事業所が信頼できない」などと訴えてくる。そのため開設前に住民への説明を求めたい。

つまりある程度の福祉ノウハウを持った社会福祉法人や事業所とは違う、一部の悪質な事業所の存在が反対運動を助長しているというのだ。

実は、全国調査や取材の中でもこうした問題業者の話は聞こえてきた。「悪質なコンサルが早く売り上げを得ようと施設建設を急ぐあまり、時間をかけて地元住民との関係を築こうとしないため、建設反対運動が助長されている」と。東京23区のある担当者は、「コンサルタントを名乗る会社の担当者がグループホームの申請に来た時、まだ運営法人が決まっていないと話していて驚いた。福祉事業はつけ焼き刃でできるものではないと伝え、帰ってもらった」と明かす。

各方面から〝問題業者〟として具体的に名前が挙がった事業所の一つに、取材を試みることにした。

■グループホームで「土地活用を」

埼玉県東部の駅前のオフィスビルの１室で開かれていた「独立開業・土地活用・投資セミナー」には、平日の午後、地主や福祉分野への参入を考える事業者ら十数人が参加していた。講師を務めるのは、あるコンサルタント会社の社長の男性（44）だ。この社をA社としよう。セミナーの案内文には「なぜ今、障害者グループホームがアツいのか？」「障害福祉から高齢福祉、医療まで知り尽くした演者が基礎から応用まで語り尽くす2時間！」「障害者グループホーム事業を起点とした独自の事業成長戦略を解説します」などと記されている。

キャップを被りトレーナー姿で短い髭を生やした社長は、ラフな語り口でパワーポイントを使いながら障害者ビジネスがいかに「有望」かを滑らかに説明していく。引用する福祉施策は平板な内容で時々首を傾げたくなるような解説もある。だが、参加者は福祉業界に疎いのか、熱心にメモを走らせている。

ビジネスの仕組みはこうだ。

A社は客（事業主）とコンサルタント契約を結び、グループホーム開設と運営ノウハウを提供する。客はアドバイスを基に自分で福祉事業を行う法人を立ち上げ、入居者を集める。この時、事業規模に応じてA社に400万～1800万円を支払う。開設後も年間売り上げの3％を毎月A社に上納する。

「初期投資・収益モデル」と書かれた資料によると、「ミニマムプラン」は既にある建物の空き室（8居室）を利用したもので、400万円のコンサルタント料を含んだ初期投資が約880万円、年間売り上げは約3100万円見込めると記載。「ワンランクアッププラン」は1棟新築（24居室）で1100万円のコンサル料含めた初期投資は2400万円で、年間売り上げ1億1800万円が見込めるとある。コンサル料にはなぜか「オリジナル空間除菌器」「スタッフTシャツ」なども含まれている。

社長は、国の障害福祉サービス予算が年々増えていること、精神障害者の社会復帰やギャンブル依存症対策にも触れ、「グループホームを運営していると、ギャンブル依存症、薬物依存症の人も対象になるんで、むちゃくちゃ（入居者が）来ます。DV（ドメスティックバイオレンス）もむちゃくちゃ多いので、シェルター的な役割も果たしたりします」と需要の高さをアピールする。ちなみにDV被害者が障害認定されていればグループホームは利用できるが、基本的にDVシェルターは障害福祉事業サービスには位置づけられていない。

社長の「土地活用論」はさらに続く。「グループホームは、放課後等デイサービスとか就労移行支援事業所とかと比べると収益性は低いっちゃ低い。ただ、入居系（サービス）の良さは、入居期間が長いこと。通所系（デイサービスなど）だと迎えに行ったらその日休むことがあって不安定なんですけど、一度入居するとあまり出て行かない」

「お勧めしてるのは、精神障害の人が多いので、精神科訪問看護ステーションを併設させること。グループホーム運営がある程度できてきたら、就労支援事業や生活介護に広げると経営的には安定していく」。さらに「うちの強みはサビ管（グループホーム開設に必要なサービス管理責任者）の採用力、物件の開発力、集客力の3点です。とりあえず何でも相談してください」

セミナーが終わると大きな拍手が湧いた。

グループホームの運営は、専門的知識とスキルが必要だ。利用者の生活に24時間かかわるため、決して安易に参入できるものでないこと、精神科訪問看護には高い専門性が求められることは福祉業界の人ならだれでも知っているだろう。さらに業界は常に人手不足に悩まされている。

本当にこんなつけ焼き刃でグループホーム運営ができるのだろうか？

セミナー終了後、社長に聞いてみた。これまで新規に立ち上げたグループホーム運営法人は約60件、グループホームは軽度の人向けだという。

「運営法人はそんなに簡単につくれるのですか？」

「まあ、うちの行政書士がやるんですけど……。グループホーム2棟で正社員はサービス管理責任者が1人、あとは地元のパートさんが7〜9人。これで1法人つくれますよ」

「にわかにできた法人では支援のノウハウがないのでは？」

「サビ管に任せる人と、自分でやる人がいますが、自分でやる人は看護師とか保育士とか(の資格を)持っているんで、まあ大丈夫ですね」

「地元への説明とか住民の反対は？」

「説明の義務はないですから。建設会社が施工前にあいさつするぐらい。富裕層のいるところでやるから反対が起きる。たまに反対はありますけど、うちはそういうところでやらない。無駄に争っても仕方ないんで……」

コンサルを依頼してから「早くて3カ月、平均4カ月」でグループホームが開業できるという。投資する側にとって都合のよい話ばかりで、利用者の生活や目指す支援のあり方、運営に伴うリスクについての説明はない。2時間のセミナーと社長の話を聞く限り、この会社に多額のコンサル料を払って事業を展開しようとはとても思えなかった。

驚いたのはその後、複数のメディアがA社を「ペット共生型グループホーム」として好意的に紹介していたことだ。本当に取材をしているのだろうか。

数カ月後、A社との契約で「お金を振り込んだのに音信不通」「紹介された物件がグループホームの要件を満たしておらず開設できない」などの苦情がネット上に挙がるようになった。集団訴訟も取り沙汰されている。

■「入居者入らなくても利益」

グループホーム事業には大手コンサルタントも参入している。東京駅前の高層ビルにあるコンサルタント会社のオフィスを訪ねると、土地活用チームチーフ経営コンサルタントの若い男性が、業界の動向を明快に解説してくれた。

「2016年頃から高齢者向け施設は供給過多になり、ビジネスとしてはやりにくくなっています。介護事業者も報酬が下がり、次の事業を探している所が多い。そこで私たちは『老人分野から福祉分野へ』と新規参入を提案しているのです。もう一つは地主さんに、グループホームの運営事業者を探すから建設しませんかと持ちかける。人口が減少する中、アパートやマンションよりもグループホームの方が収益が高いのです」

コンサルタントによると、障害者グループホームに関わり始めたのは3、4年前。工務店と一から（事業者としての）申請、入居募集などをし、運営や営業ノウハウを積み重ねたという。これまで約90棟に携わった。

この会社のクライアントは全国の工務店だ。毎月25万〜30万円のコンサル料をもらっており、そこで提供する営業ノウハウの一つがグループホーム事業の提案だ。「高いコンサル料ですね」と尋ねると、こともなげにこう答える。

「グループホームの建築費は約4000万円。最も収益が高いのが1棟10人定員で2棟建てることとです。建築費は合計8000万円になりますが、工務店の利益は20〜25％なので粗利《あらり》で1600万円ぐらい。そこからうちへのコンサルや営業費を引いても、年間で1契約取れれば十分にペイできる。安いものですよ」。さらにこう続ける。

「建築は工務店と運営事業所との契約。工務店が受注できるようにノウハウを提供するのがうちの仕事です。だから（グループホームに）入居者が入ろうと入らなかろうと、工務店さんは建物が建てられれば利益が入るわけです」

「運営がうまくいかなくても御社にも工務店にもお金が入るということですね？」

「そうです」

手がけたケースのうち地元住民による反対運動は3、4件だったという。

「反対運動が起きた時、コンサルタントや工務店としては建ててしまえば、あとは関係ないということですか？」

「そうなりますよね。契約上は。弊社と運営事業者が直接契約しているわけではないので、こちらから直接出て行くことはありません」

障害福祉のノウハウを持たない事業所が参入してサービスの質はどうなのか尋ねると、「軽度者向けなので、そこまで福祉ノウハウを必要としません」という。グループホームを一生の住まいと考える人も多く、年齢とともに障害の程度が重くなることも予想されるが、「高齢化したら介護向け（施設）に移ってもらう」と話す。

これまで多くの反対運動や支援現場を見てきた私たちからすると、どこか釈然としない。この会社は前述のA社よりはよほどしっかりとビジネスを展開しているはずだ。しかし、「土地活用」や「運営ノウハウ」の議論の中にグループホームに住む人たちの姿が見えてこないのだ。

グループホームを運営する事業所数は、10年前の2・8倍の8087（2018年）。かつては社会福祉法人だけが担っていた障害福祉事業は2005年から株式会社も参入可能になり、サービス供給量は一気に増えた。細やかなサービスを提供している株式会社も多く、グループホーム建設にあたり、地域との調整を積極的に担う職員がいる建設会社もある。一方、ビジネス重視で支援の質や地域との関係づくりが疎かにされる面も浮かぶ。

そんな歪《ゆが》みが、人々の心に差別が付け入る隙を与えているのかもしれない。

スタッフに見守られて穏やかに過ごす児童発達支援の施設の子どもたち

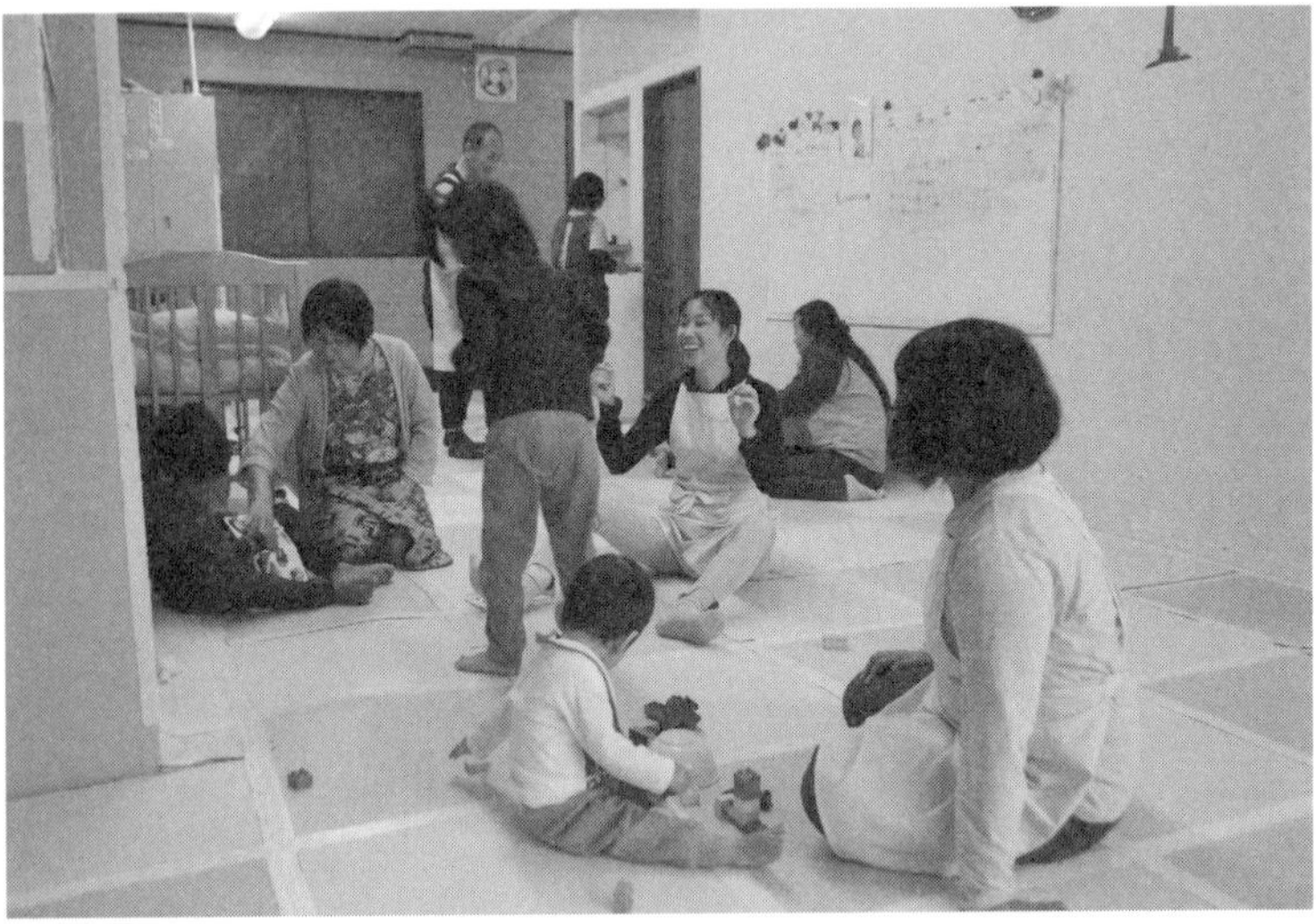

■不寛容、子どもにも

「先生、遊ぼうよ」「よーし、こっちにおいで」

東京都荒川区の住宅街にある雑居ビルの1階。転んでもけがをしないようにと柔らかいパステルカラーのマットが敷き詰められた広いプレイルームに、子どもたちとスタッフの女性の明るい声が響く。児童発達支援の施設「るんるんキッズハート」には、医療的ケア児や発達障害がある0～6歳の子どもたちが通っている。利用者として登録している子ども約50人のうち、1日約10人を看護師や保育士などの資格を持つ職員12人が交代で見守ったり、療育を行ったりしている。

施設を運営するサチエ株式会社の前田幸江代表取締役は3年前、区内の別の土地で開設を試みたが、住民の反対で場所変更を余儀なくされた。反対住民は設置計画を知ると、区の担当課に何度も苦情電話をかけ、区議を通じて設置取りやめを要請した。説明会を開いたところ、「障害児の施設ができるなんて聞いていない」「なぜ勝手に作るのか」「障害児が家に上がり込んだらどうするのか」「騒ぐとうるさい」などの声が上がったという。反対住民の中には、るんるんキッズで預かる子と同じ年ごろの子どもを連れた夫婦もいた。送迎の車のルートを伝えたり、支援内容を説明したりしても理解は得られなかった。

前田さんは長年、老人福祉に関わり、介護支援専門員を務めてきた。次はハンディキャップがある子どもたちの成長に関わりたいと事業に乗り出したが、「最初から追い出そうという姿勢で、介護現場では感じたことがなかった差別意識に戸惑った」と振り返る。「発達障害のある子は育てにくく、母子密着の状態でいっぱい、いっぱいのお母さんが多い。子どもたちも親と離れて過ごすことで、生き生きとしてくる。お母さんが息抜きしたり、仕事したりするためにも必要な子どもたちの居場所なのです」

児童発達支援の施設（０歳〜就学前が対象）は、放課後等デイサービス（小学1年〜高校生が対象）と同じ児童発達支援事業所にあたる。障害児に日常生活の基本的動作の指導や、知識や技能の訓練を行う通所施設だ。身近な地域で支援を受けられるようにと２０１２年の児童福祉法改正で地域にも事業所を置いて、障害児が支援を受けられるようになった。発達障害児の増加でニーズは高く、２０１８年９月の利用者は全国で12万１５１６人いる。

発達障害に詳しい塩川宏郷《ひろさと》・実践女子大学教授（小児精神医学）は、「発達障害児の保護者はただでさえストレスを背負っており、社会が許容しないことでさらに追い詰められることになりかねません。当事者にとっては『受け入れられている』と実感できる場所が必要です」と話す。そしてこう指摘する。

「障害者がいると治安が悪化するなどの風評を生み出しているのは、情報を発信する人、伝える人、そしてそれを受け取る人たちで、すべて当事者を外に置いています。不寛容を作り出しているのは当事者ではなく、自分たちであることに気づく必要がある」

大阪府豊中市では、児童養護施設「翼」と乳児院「たんぽぽ」の建設に周辺住民から反対の声が上がり、開設が当初予定の2017年4月から9カ月遅れた。

計画が浮上すると、近くの民家には「建設反対」「近隣の迷惑」と書かれた看板が掲げられた。行政と施設側は地元説明会を重ね、大半の理解を得られたが、数人の住民が反対を続けた。市の担当者は「必要性を丁寧に説明したが理解してもらえなかった。市役所にも来て強く反対を訴え感情的な声もあった」と明かす。

話し合いの過程では「障害の子が騒ぐ」などの発言が飛び交った。「景観が悪くなる。施設が見えないようにしろ」とも求められた。植樹などの仕様変更は応じることになった。運営する社会福祉法人大阪水上隣保館の村井徹常務理事は「看板は開設当初まで掲げられていた。施設で暮らす子どもたちの気持ちも理解してもらえないのは悲しい」と肩を落とす。

■「なんでもあり」で地域を変える

反対運動が起きても、開設してみれば問題なく地域に溶け込むケースは多い。

私たちの全国調査では、反対運動後に開設された50件についてその後を尋ねたところ、苦情があるのは2件。逆に「地域に貢献している」など積極的な理解につながったものが3件あった。

東京都北区の社会福祉法人さざんかの会が3年前に開いたグループホームは、ＪＲ赤羽駅から歩いて10分ほどのマンションや戸建てが密集する住宅地にある。北区は23区の中でも高齢化率が高いこともあり、グループホームの広い共同スペースを地域のお年寄り向けの認知症カフェや自治会の会議にも開放。学生ボランティアも交え、定期的に入居者や地元の人たちと室内カーリングなどのスポーツを楽しみ、クリスマス会なども開く。地元の祭りでは、職員や入居者も神輿を担ぐ。

法人は7年前、別の場所でグループホーム建設を予定していたが住民の反対運動で断念した。「聞いていない」「地価が下がる」「治安が悪くなる」――理由はどこも同じだ。10回以上説明会を開いたが、丁寧に説明を重ねても「同じことを話して時間稼ぎをするな」「工事の人は共同住宅と言っていたのにうそつきだ」と言われた。回数を重ねると差別的な言葉は少なくなったが、矛先は法人に変わった。法人批判のビラをまかれ、建設予定地を職員が訪れると反対派住民に取り囲まれて怒鳴られ、説明のために渡した書類を投げつけられたこともあるという。

さざんかの会は、20年以上前から区内で障害者の作業所などを複数運営する社会福祉法人だ。「長年、地域とのつながりを大事にして理解を得る努力をしてきたと思っていたので、あんな罵声を浴びせられるとは思いませんでした」と森将知《まさとも》事務局長（44）は振り返る。既に30年分の借地契約を結んでいたが解約せざるを得なくなり、違約金約300万円を支払った。次につくる時は、早めに手を打つことにし、区の担当課の職員とも「絶対に退かないでやっていこう」とタッグを組むことにした。

現在地でも反対運動が起きたが、予定地が区有地だったこともあり、早い段階から区の担当者と共に個別訪問して説明し、理解者を増やしていった。「あくまでも低姿勢だけれど、絶対に譲らない」。グループホームは障害がある人にとって必要なこと、ともに暮らすことがひいては地域のためになることを粘り強く伝えた。

反対運動でも最後まで残るのはごく一部の人だ。玄関の位置を変更したり、隣家との間に目隠しになる高いフェンスを設置したりするなど最終的に譲歩した部分もある。

グループホームは中度から重度の知的障害がある人たち向けのものだ。森さんは2回の反対運動の経験から、障害者を「知らないこと」が偏見を生み出す理由だと感じた。「障害のある人たちのことを丁寧に知ってもらうには、地域全体を変えていかないとダメだ。こちらから出て行かなければ」と、他の事業者や社会福祉協議会などと協力して町づくりイベントを積極的に仕掛けていくことにした。

近くの廃校を改装した文化芸術活動の拠点で年に一度開くお祭りは、食べ物の屋台が並び、地域のおやじバンド、奄美大島のアーティストのライブ、消防車の試乗体験、そして障害者の作品を飾ったアールブリュット（既存の美術や文化潮流とは無縁の芸術作品）展など「なんでもあり」が特色だ。「障害者イベントでなく、誰でも、どんな世代でも来たいと思えるようにした」という。狙い通り親子連れやお年寄りが来場し、２０１９年は１５００人が集まった。他の法人の作業所とともに団地の広場でパンやお菓子を毎月販売する「赤北《あかきた》マルシェ」や、特別養護老人ホームのロビーで開くカフェも好評だ。障害がある人も店員として働き、地域の人と顔なじみになる。「あら、あの子見たことあるわ」「あそこのグループホームに住んでいて、作業所でこのお菓子を作っているんです」。地域の人と職員の自然な会話が生まれ、入居者ともゆるやかにつながっていく。

入居している人の中には、自分の意思をうまく伝えるのが苦手だったり、普段と違うことに出会うと不安定になったりする人もいる。道に迷って困っている時は、近所の人が教えてくれるようにもなった。「空きはありますか？　将来、うちの子どもを入れたいのですが」。そんな問い合わせも来る。グループホームの需要は高く、開所にあたり定員10人に対して3倍以上の応募があった。

「頭で理解するだけでは偏見はなくならない。利用者が住みやすいように地域を変えていくのも福祉の役目。一つ一つは小さな活動ですが、始めることに意義がある。顔の見えるつながりを一つずつ増やしたい」

子どもがいて、大人がいて、お年寄りたちがいて、その中に障害者もいる。そんな風に、いつのまにか引かれた境界線を薄れさせていき、誰もが暮らしやすい地域になることが森さんの願いだ。

■20年前の対立を超えて

神奈川県横浜市青葉区の社会福祉法人ル・プリが運営する障害者入所施設「青葉メゾン」(定員60人)では約20年前、3年間にわたり大規模な反対運動が繰り広げられた。

皇太子殿下と美智子さま(現・上皇・上皇后陛下)の成婚を記念して造られ、緑に囲まれた「こどもの国」近くの閑静な住宅地。着工時は住民たち50人がバリケードを張って工事を妨害し、ガードマン10人が対峙するものものしさだった。施設を運営する法人が、工事の妨害を続ける反対派住民を相手取り、横浜地裁に工事妨害の中止を求める仮処分を申請。反対派住民も横浜市と法人、建設会社を相手取り工事差し止めの仮処分申請をするなど、法的な争いにまで発展した。

当時から3年前まで施設長を務めた中西晴之さん(63)は、数えきれないほど話し合いに足を運び、理解を求めてきた。「あのころは、本当につらかったなあ」。気さくで人なつこい笑顔で中西さんは、懐かしそうに当時を振り返る。

施設は横浜市が福祉計画として位置付けたもので、住民の矛先は市にも向けられた。

「福祉局は住民の声を全く無視」「行政暴力」。当時、反対派住民が出していた「通信」には穏やかでない言葉が並ぶ。住民たちの反対の理由は、最初は障害者への危険視だったが、やがて地域に希少種の生物が住んでいるとして「環境保全のため」に変わった。市が強力にバックアップしたこともあり、建設は進められた。

中西さんの粘り強い説得もあり、一人、また一人と矛を収める人が出てきた。開所後、反対派は半分に減ったという。しかし、残った住民たちが、施設の前に陣取り入居者たちを監視するなど、しこりは長いこと続いた。

施設にはダウン症や自閉症など知的障害のある人たちが暮らす。中西さんは開所後も積極的に入居者たちと町に出て、作業所で作ったパンを販売したり、地元の人の畑を手伝ったりしてきた。障害が軽い人は自分でバスや電車に乗り、市内の作業所に通う。素材にこだわったパンは人気を呼び、複数の保育所に卸すようになった。毎年、年末になると中西さんはタオルを持って近隣住民にあいさつに回ったが、開設直後は投げ返されたこともある。

数年後のある冬の日、職員と施設の周りを雪かきしていたら、強硬に反対していた家の主婦が出てきて「おつかれさま」と飴をくれた。「この頃から〝雪解け〟したんだよね」と中西さんは茶目っ気たっぷりに話す。施設はケアプラザも併設され、高齢者のデイサービスも提供していたことから、反対派住民の家族も来るようになった。ある男性はわざわざ中西さんを訪ねてきて、「あの時は申し訳なかった。母がお世話になるので、よろしくお願いします」と頭を下げたという。

とはいえ、１００％問題が起きなかったわけではない。

入居者が迷って近所の家に上がり込んだり、バスの乗客とトラブルになったりして、何度も手土産を持って謝罪に出向いたこともある。そんな時こそ素早く誠意をもって対応することで、ピンチをチャンスに変えてきた。

10年前には施設側と自治会が防災協定を締結。公に和解を認めた「手打ち式」になった。かつて反対派だった自治会と施設が調印する場面で、中西さんはこれまでの苦労を想い、涙が止まらなかったという。やがて反対派の筆頭格だった自治会役員から、「おれたち、もう年だから準備が大変なんだ。祭りを手伝ってくれないか」と声がかかった。二つ返事で引き受け、8年前からは反対派住民と施設側が別々に開いていた祭りが一つになって開かれている。祭りの最後は入所者の歌や演奏で飾るのが恒例だ。障害が重い人は演奏ができず、ニコニコしながら立っているだけのこともある。それでも「主役は当事者」だ。支援者としての揺るぎない思いがそこにはある。

2年ほど前には施設横にカフェをオープン。入所者が焼いたパンやお菓子を提供する。大きなガラス張りで陽が差し込む明るい店内は、近所の人たちの憩いの場になっている。

■「もったいない時間だった」

反対派だった人たちは、どんな人たちなのだろうか。中西さんとともに、数軒の家を訪れた。呼び鈴を鳴らすと、「あーら、お久しぶり」「しばらく顔みないから寂しいじゃねえか」。突然の訪問にもかかわらず、誰もがにこやかに出迎える姿に拍子抜けした。

かつて建設工事差し止めの仮処分を申し立て、法人からも工事妨害で訴えられた近所の主婦(76)を後日訪問した。庭には彩り豊かな花が植えられている。主婦は英国風のティーカップに入れた紅茶とケーキを差し出しながら、「あの頃は勉強不足だったのよね。障害者は親戚にもいないし、見たこともなかったから」と振り返る。近所中が反対運動で盛り上がり、流されたという。

弁護士の勧めで障害者施設を見学し、初めて知的障害がある人の生活を知り、「大変だなあ」と感じたという。当時は毎週、集会があり、交代で工事を妨害しに行っていたという「みんなでわっと盛り上がって、楽しい気持ちもあったのよね」と明かす。

「当時は障害者施設が建つなんて絶対反対だとしか考えられなかったけれど、今思えば50代のいい時期に、もったいないことに時間を使ってしまったと感じてるのよ」

裁判所からは工事の妨害を中止するように命令が出て、住民側が敗けた。施設が開所して10年ほどして、わだかまりが消えたという。「家を建て替えて一生ここで暮らしていくと決めたし、中西さんの熱意にも打たれた。毎年あいさつに来るし、お祭りも一緒にするようになって何かと声をかけてくれる。向こうが何かしてくれたらこちらも返す、人間関係ってそういうものでしょう?　今じゃ『あの頃の時間返してよ』なんて言い合う仲ですよ」と長年の戦友をたたえるかのように話す。

数年前からは趣味を生かして、施設の花の手入れを手伝うようになった。夫はケアプラザで開かれている高齢者向けの習い事にも参加している。

「一生に一度の人生、いつまでもつんつんしていてもつまらない。だから自分の考え方を修正していったの。施設の子たちとも道で会えばあいさつするし、『いいお天気ね』と話しかける。かわいいし、普通のご近所さんです。彼らを知ることで私の人間の幅も広がった。ありがたいと思っています」

■いつかは自分のこと

中西さんは「続けることができたのは反対運動の渦中でも応援してくれる人がいたり、理解者が増えたりして町が変わっていくのを実感したから」と話す。いつでも呼び出されたら駆けつける、そんな熱意にほだされて多額の寄付を申し出る人も現れた。しかし、中西さんはこう言い切る。「装置としては僕ら職員がいたけれど、本当に住民の意識を変えたのは障害のある彼ら自身です。だから僕は、『当事者活動』だと思っている。彼らがパンや喫茶を通して町で生活する姿を見せることで、周りの人たちは『訳の分からない人たちじゃない』と気づいた。パンは住民と障害者の間をとりもつ、いわば〝仲人さん〟かな」

青葉メゾンに住むのは知的障害者だ。「知的障害者を、無垢《むく》だ、天使だという人たちもいる。でも、そうじゃなくて普通の人と同じように怒ったり、失敗したりもする。僕らはケアワーカーとして直接、障害者を支援する。福祉の人はそこばかり重視するけれど、それは仕事の半分。障害のある人が直接地域と触れ合う場面を作って社会を変えていく、ソーシャルワークの仕事もしなければならない」

荒波を越えてきた中西さんの語り口は、凪《なぎ》の海のように穏やかだ。

「僕たちも数十年後は動けなくなったり、認知症になったりしていく。青葉メゾンに住む人たちは生まれながらに障害を持っているけれど、僕たちもやがて同じになっていく。障害は全員の問題です。だから、元気なうちに障害者が生きやすい社会を作ること、弱い人たちに手を貸すことが、自分が老いた時に手を差し伸べてもらえる社会をつくることになるんじゃないかな」

当時の反対運動を報じる新聞には、住民がバリケードを張り巡らせ、ものものしく施設側の職員と対峙する写真が載っている。あれから20年。中西さんと元反対派住民は、お互いを「戦友みたいなもの」と言って笑い合う。その姿からはかつての騒動は想像もできない。対立を超えて築かれた魔法のような絆。それは中西さんや職員、そして青葉メゾンで暮らす入所者と住民が、毎日の暮らしの中で織り上げたものだ。

「もったいない時間だった」

横浜市の住宅地で旗を振りかざす人たちも、いつか気づく日が来るのだろうか。

第3章　見捨てられる命　社会的入院、治療拒否される子どもたち

■行き場のないよっちゃん

新緑のまぶしい初夏の午後、ベビーカーで児童公園にやって来たよっちゃん（仮名・3）が歓声を上げた。東京から電車を乗り継いで約1時間半、東日本のある町で彼に会った。よっちゃんには、つかの間の病院外の世界だ。

「ほら、シャボン玉がとんでくよー」

看護師が吹いた無数の虹色の水泡がほおをかすめ、フワフワと青空に舞い上がると、よっちゃんはベビーカーの中で手足をばたつかせた。病棟が落ち着いている時間を見計らって、散歩に連れて行ってもらうのが日課だ。

よっちゃんは、先天的に手足などに障害がある。総合病院の小児病棟に2年以上、「社会的入院」している。社会的入院とは、入院治療が必要でないにもかかわらず、退院先がないために病院にとどまり続ける状態を指す。高齢者の問題が取り上げられがちだが、子

どもの社会的入院も少なくない。親に養育力がなかったり、障害や虐待の後遺症があったりして、家庭に戻るのが難しいケースなどだ。病院が「小児医療の悲しい現実を知ってほしい」と特別に取材に応じた。

　よっちゃんは生まれる前に障害があると分かった。出生後は、大学病院の新生児集中治療室（NICU）にしばらくいたが、体調が安定してからも両親は引き取りを拒否したため、この病院に移った。生まれてから病院でしか暮らしたことがなく、「家庭」を知らない。障害はあるものの、医療的ケアは必要とせず、いつでも退院できるにもかかわらずだ。

シャボン玉に歓声を上げるよっちゃん（手前）。
看護師が散歩に連れて行く

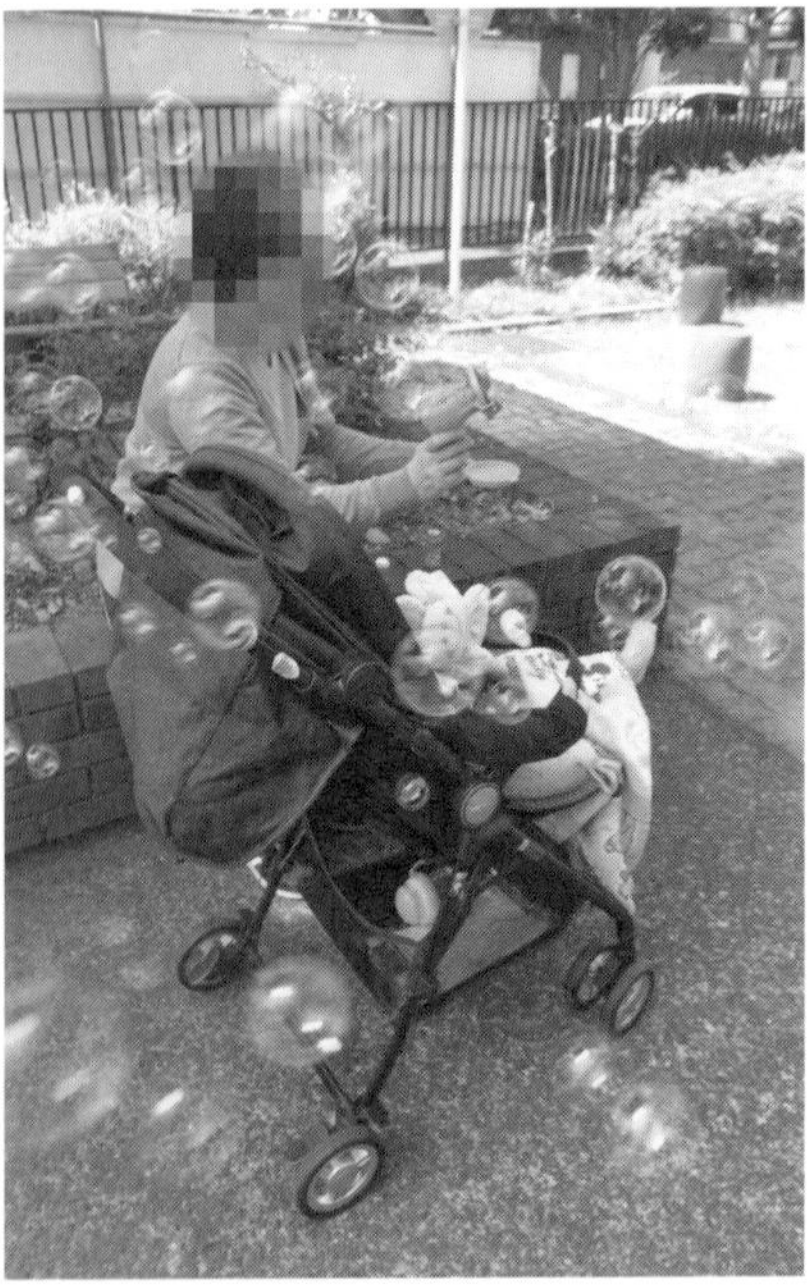

「お花、こっちは葉っぱ、触ってごらん。あ、テントウムシさんが歩いてる」

　看護師が手を添えて、甘い香りのするピンク色のツツジの花や柔らかな葉っぱを小さな手に握らせた。よっちゃんは、クリクリした大きな目で不思議そうにのぞき込み、テントウムシの動きを目で追った。

「無機質な病室にいると、なかなかこういうものに触れられません。指先や五感が育つように、なるべく自分で触らせるんです」。看護師はそう言うと、今度はよっちゃんを膝に抱えて、ブランコを漕ぎ始めた。

「それいけー、高い、高い」。ブランコが風を切って弧を描くと、青空がぐんと近くに感じるのだろう。「キャハハ」とよっちゃんは喜びの声を上げた。「ブランコ、大好きなんですよ」

ベンチに座った看護師に抱かれておいしそうにお茶をのみ、柔らかい幼児用のおせんべいを食べ終わると、よっちゃんは再びベビーカーに乗って「家」に帰って行った。


よっちゃんが暮らすのは、白くて清潔な四角い病室だ。

陽が小窓から静かに病室に差し込み、一定の温度に保たれた室内は、かすかに消毒薬の匂いが漂う。外来の廊下では、看護師や医療スタッフが慌ただしく行き交い、大勢の患者が診察を待っている。

よっちゃんの両親は20代。病院が何度電話をしても、なかなか連絡が取れず、会いに来るのは数カ月に一度だ。愛着を持ってもらおうと、面会に来た時は、看護師たちが作った写真入りの成長記録を見せたり、地域の子育て支援を紹介したりする。しかし、肝心の退院の話になると両親は気まずそうに顔を見合わせて話題を変え、帰ってしまうという。

病院で迎えた2回の誕生日も、両親の姿はなかった。

よっちゃんは、病棟の看護師たちが親代わりとなって育ててきた。休みの日には職員が子連れで来て一緒に遊んだり、みんなでお誕生日会を開いたりした。天気がよく、時間があればお散歩に連れて行けるが、病棟が忙しいと遊んであげることができない。独りで病室にいる時は、小さなベッドの柵の中で甘えた声で寂しそうに泣いている時もある。「ごめんね、待っていてね」と声をかけるが、そんな時は看護師たちも切ない。

1歳の冬、胃腸炎が流行して、よっちゃんも高熱と下痢でぐったりしていた。同じ感染症の子どもたちも入院する大部屋で治療を受けていたが、他の子どもはみんな、お母さんが付き添って抱っこしたり、背中をトントンしたりしているのに、よっちゃんだけが独りぼっちだった。顔を真っ赤にして小さな肩で「ハア、ハア」と大きな息をしていた。

「ずっとそばにいてあげたいけれど、他の子の処置があってできない。不平を言うこともなく、一人で病気と闘っている姿が悲しかった」と看護師は振り返る。

よっちゃんが病院に初めて来た時、体は拘縮《こうしゅく》のためこわばっており、体は前かがみで、「く」の字に曲がっていたという。療育の専門機関ではないため、病院長が声をかけ、理学療法士や言語聴覚士にボランティアで来てもらい、リハビリや訓練を続けた。

「そこまでやる必要があるのか」と反発する職員もいた。しかし、看護部長が「この子にとって、いいことは何？　できることをしてあげましょう」と押し切った。

「病院は子どもの育つ場所じゃない。幼児期は感覚が最も育つ時期です。家庭的な環境で暮らし、同年代の子と遊び、専門の療育を受けなければ……。こんな無機質な空間でこの子の可能性を潰してはいけない」。看護部長は悔しそうに話す。

周囲が親身に接してきたおかげなのか、よっちゃんの身体機能の回復は予想以上で表情も豊かになった。人に話しかけられると、クリクリした目で相手を見つめ、よく笑う。

児童相談所のソーシャルワーカーは、多忙を理由に会いに来ることは少なく、突然担当が変わることもあった。他にも深刻な虐待事案や緊急を要する問題を抱えているため、病院に任せれば安心だと思っているのだろうか。両親は一向によっちゃんを引き取る気配がない。仕方なく看護師たちが障害児入所施設に空きはないか片端から電話したり、養子縁組団体に問い合わせたりしたが、受け入れ先は見つかっていない。

看護部長がため息をつきながら話した。

「行き先が決まらない間にもよっちゃんは毎日、成長していきます。こういう子を一体だれが責任をもって養護するのでしょうか？　国なのか市町村なのか、児童相談所なのか親なのか。どこに問いをぶつけたらいいのか、わからない」

■社会的入院の子３９９人

よっちゃんのような「社会的入院」の子どもはたくさんいる。

2018年に全国395の小児医療機関に虐待の疑いで入院した子ども1781人のうち、2割以上にあたる399人が、家庭などの受け入れ先がないために退院できない「社会的入院」を余儀なくされているという調査結果がある。そのうち少なくとも2割弱が障害児とみられ、1年以上入院している子も15人いた。

調査は民間調査会社「PwCコンサルティング合同会社」が2019年1月下旬〜2月下旬、小児科入院病棟がある935施設に実施した（回答率42・2％）。その結果、2018年1年間で診察時に虐待が疑われた子どもは5116人。入院した1781人のうち「社会的入院」の子どもが399人いた。

社会的入院の期間別でみると、231人は15日未満だが、15日以上1カ月未満54人▽1カ月以上半年未満54人▽半年以上1年未満11人▽1年以上15人。また、詳細が分からないのは34人だった。

社会的入院の期間が15日以上で、個別に回答があった133人の子どもについて分析したところ、入院時の年齢は約半数が0歳。虐待の種類は、育児放棄（ネグレクト）69件▽身体的虐待による頭部損傷22件▽心理的虐待20件——など。また、社会的入院全体の15％にあたる60人が障害児や医療的配慮が必要な子どもだった。

社会的入院となった理由は、医療的ケアや配慮が必要な子が、受け皿となる医療型の障害児入所施設や児童養護施設などに空きがないことが最も多かった。退院後、子どもがどこで暮らすかについて、児童相談所と養育者の折り合いがつかないことも挙げられた。

調査に携わった関西医科大学総合医療センターの石﨑優子教授（小児科）も、これまでに多くの社会的入院の子を見てきた。

「病院では、成長過程で必要な家族との関わりや同年代の子どもとの交流がなく、人間としての成長に大きな影響を与えてしまう。医療的ケアの必要がない子どもであれば、なおさらです。虐待ケースによる一時保護の場合は、病院の外に連れ出すこともままならず、四季の移り変わりを知らずに育つ子もいる。医療や療育環境の整った障害児入所施設を充実させること。そして、こうした子どもたちを養育できない親への支援も急務です。厚生労働省は縦割りになっている障害福祉や病院、子育て支援の各部局が連携し、受け皿確保や親の支援に乗り出すべきです」。石﨑さんは強く訴える。

■障害児、虐待リスク高く

育児放棄されたよっちゃんのように、障害があることが親の虐待を招くケースは少なくない。障害児入所施設の現状を見ると、障害児の虐待リスクが高いことが分かる。

家で暮らすことができない障害児の受け皿となっている全国492の障害児入所施設を対象にした調査（2016年度・回答率86％）によると、入所児童の約3割にあたる2840人が虐待を受けたか、その疑いがあった。また、少なくとも5割以上に虐待前から基礎疾患や障害があった。虐待の種類は養育放棄などのネグレクトが65％で最も多い。虐待の要因は障害や病気が半数を超えた。

調査をしたのは、心身障害児総合医療療育センター（東京都板橋区）の米山明・外来療育部長らのグループだ。米山さんは、障害児の処遇を改善したいと診療の合間に膨大なデータを分析し、厚生労働省の審議会でも積極的に発言している。眼鏡の奥の目は優しい。

「子どもの障害を受け入れることは親にとって難しいこと。発達に障害があって育てにくかったり、医療的ケアが常に必要だったりすると、精神的にも体力的にも追い詰められて、虐待を起こしやすいのです」

親の虐待や養育能力がないために、自治体が必要と判断して、子どもを児童養護施設や入所施設に入れることを「措置」という。障害児入所施設にいる子どもの半数以上はこうした「措置」入所だ。調査では、このうち、家に帰ったり外泊したりすることが「全くない」子どもは6割近くいた。親が自主的に施設に子どもを預けている子でも、3割以上が「全くない」と回答している。

つまり、家に全く帰れないまま、施設でずっと暮らす障害児は全国で2589人いた。2015年4月〜16年3月に退所した2246人のうち、10年以上施設で過ごした子は151人いた。

障害児入所施設には、主に発達障害や知的障害の子どもが暮らす福祉型と、医療的ケア児や身体機能訓練が必要な子どもが入る医療型がある。米山さんが勤める心身障害児総合医療療育センターは医療型の施設だが、病院と変わりない。人工呼吸器や点滴といった医療器具があちこちに置かれた大部屋のベッドで子どもたちは暮らし、白衣を着た大勢の医療スタッフが入れ替わり立ち替わりケアをしている。

米山さんは、「施設は、行き場がない障害児たちの受け皿になっている。治療を受けながらも子どもたちは成長していく存在。子どもが暮らし、育つ場として家庭に近いユニットケアにしたり、職員の配置基準を手厚くしたりして見直すことが必要」と訴える。

大学病院のNICUでも勤務してきた米山さんは、生まれてから奇形があることがわかり、「この子は私の子じゃない」と目を背ける母親や、親が引き取りを拒否して病院に置いていく「病院内捨て子」をたくさん見てきたという。

「でもね、親を責められない部分もあります。『障害は悪』という考え方は根強くある。福祉の世界では、『医学モデルから社会モデルへ』と謳われていますが、現実には進んでいません。それに」と一息おいて、米山さんはぽつんと言った。

「もしかして、医者がそれを邪魔してしまっているのかもしれません」

「医学モデル」とは、障害がある場合、本人が治療やリハビリによって社会との障壁（バリアー）を克服する責任があるとする考え方だ。これに対して「社会モデル」は、社会こそがバリアーを作っており、それを取り除くのは社会の責務だという主張だ。「医者は、治るか、治らないかで患者をみて、治らないと敗北と捉えがちです。治療をして訓練しても歩けない子は歩けない。でも、本当にその子たちの権利を考えたら、大切なのは健常者のような体になることではなく、日々の生活が充実していることです。治す医療から、支える医療に変わらなくてはなりません」

厚生労働省の調査では、虐待などで親が育てられず社会的養護が必要な子は4万4258人（2018年）。全国の児童養護施設にいる児童のうち、障害児の割合は約4割で、15年前の約3倍に増えている。

■子どもを手放す親たち

民間の養子縁組あっせん機関によると、出生前診断の技術の進歩で出産前に障害が分かるようになったこともあり、「障害のある子どもを養子に出したい」という親の相談が増えているという。

静岡大学の白井千晶教授（家族社会学）が2017年、2つの民間養子縁組支援機関に行った調査では、子どもの染色体の変異を理由にした養子縁組相談は1年間に55件あった。このうちダウン症の子どもについての相談が47件。1割は妊娠中からの相談で、出生前診断でダウン症とわかり相談していたとみられる。約半数は相談のみで、養子縁組したケースは11件だった。

子どもを手放そうとする親の葛藤《かっとう》からは、私たち社会のありようが浮かび上がる。ダウン症であることを理由にした養子縁組相談47件について、親の背景を支援機関にヒアリングしたところ、次のようなことが分かった。

「夫が障害のある子の誕生を心理的に受け入れていない」

「配偶者や親など周囲が子育てに関わっていない。子どもの世話をしているのが母親だけ」

「周囲から責められているように感じている」

「母親がうつ状態で追い詰められている」

白井さんは、「日本人は、『母親なら子どものために全てをささげる』という母性愛規範が強すぎる」と指摘する。「妊娠や出産は自己責任で、自分が育てるという責任から女性は逃れられないと社会全体が思っている。その結果、母親たちが追い詰められてしまうのです」

民間の養子相談機関「障害児の命を守り愛する会」（北海道当別町）代表の坂本志麻さんは７年前から、障害や病気があったり外国籍だったりなど「特別なニーズ」のある子どもの養子相談を受けている。これまで、ダウン症や18トリソミー、内臓疾患や発達症害の子など約80件の相談を受けてきた。

「障害のある子を養子に出そうと考える親は、必ずしも若くて未熟な親ではありません。30代、40代の夫婦や、社会的地位が高かったり、経済的に豊かだったりする人も多い。そういう人たちは、わが子である前に、子の障害が受け入れられないのです」

坂本さんにもダウン症の養子がいる。若い時から社会的養護や障害児にかかわる中で相談事業を始めた。「障害のある子を産んで、周りにおめでとうと言ってもらえなかったり、ＮＩＣＵに入ることで早々に母子分離をさせられてしまったり……。障害を受容できるかどうかは、家族のサポートや相談先があるかどうかも大きいのです」。まずは親の意向を尊重し、話を聞く。

「親の心情はとても複雑。時には、『こんな子、死んでしまえばいい』という恐ろしい思いと、わが子だから愛したいという優しい気持ちが、らせんのように絡まりあっている」

ネガティブな思いを否定せず、具体的な支援制度を伝えたり、子どもを一時的に預かったりすることを通して、基本的には実の親に育ててもらうことを目指す。最初は「絶対に育てるのは無理」と言っていた母親も約8割は自分で育てる決心をするという。

「かたくなに障害児を拒否する親がいる一方、なぜ育てることができないのか丁寧に聞き取るうちに、子どもを育てる決意をする親は多い」。長年、養子縁組の相談にあたってきたあっせん機関「アクロスジャパン」代表の小川多鶴さんもそう話す。小川さんが長く滞在した米国では、養子縁組や里親が育てることは広く行われている。ダウン症など特別なニーズのある子どもに特化した専門の養子縁組機関もあり、子育て支援も手厚いという。ダウン症の子は「愛らしくて育てやすい」として養子にもらいたいと希望する親も多く、数年待ちだという。

「生みの親が養子に出そうとするのは、社会が障害児を受け入れていないからです。国は出生率の上昇を目指そうとしていますが、都合のいい子ばかりが生まれるわけではありません。その前にどんな子でも、親が育てられる支援体制が必要なのです」と話す。

■ダウン症の子迎え、家族に

「お母さーん、牛乳」

「甘えんと、自分でコップに注ぎなさい」

学校から家に帰ってきてランドセルを玄関に放り出すと、はるきくん（仮名・９）は居間でくつろぎながら、好物の「じゃがりこ」をばりばりと頬張《ほおば》り始めた。台所の白い壁に掛けられたカレンダーには学校行事が書き込まれ、はるき君や兄弟の写真が飾られている。

「全く甘えん坊なんだから……」。牛乳を冷蔵庫から出してきた森永和美さん（55）は、それでもかわいくて仕方ないといった表情で「今日は学校どうだった？」と話しかけると、はるき君は和美さんの方に向き直り、「工作楽しかったよ」などとおしゃべりを始めた。

はるきくんはダウン症がある。電車とダンスが大好きで、あどけなさが残るいたずらっ子だ。はるきくん一家は和美さんのほか、夫（55）、大学生の長男（19）、高校１年生の次男（15）を加えた５人で京都市内に暮らしている。はるきくんを含む、３人の息子は和美さん夫婦の間に生まれた子ではなく、３人の間に血のつながりもない。

結婚後、和美さんは３年間不妊治療を続けた。経済的にも精神的にも負担が重く、しんどい日々が続いた。

「私は何がしたいのやろうと考えたら、子育てなんですよね。そしたら、自分が産んだ子じゃなくても、ええんちゃうかと思うようになったんです」

夫は最初、大反対したが、両親や舅《しゅうと》に相談するとあっさり賛成してくれた。実家で取っ

ダウン症があるはるきくん（右）がダンスを披露。里親の和美さんが見守る

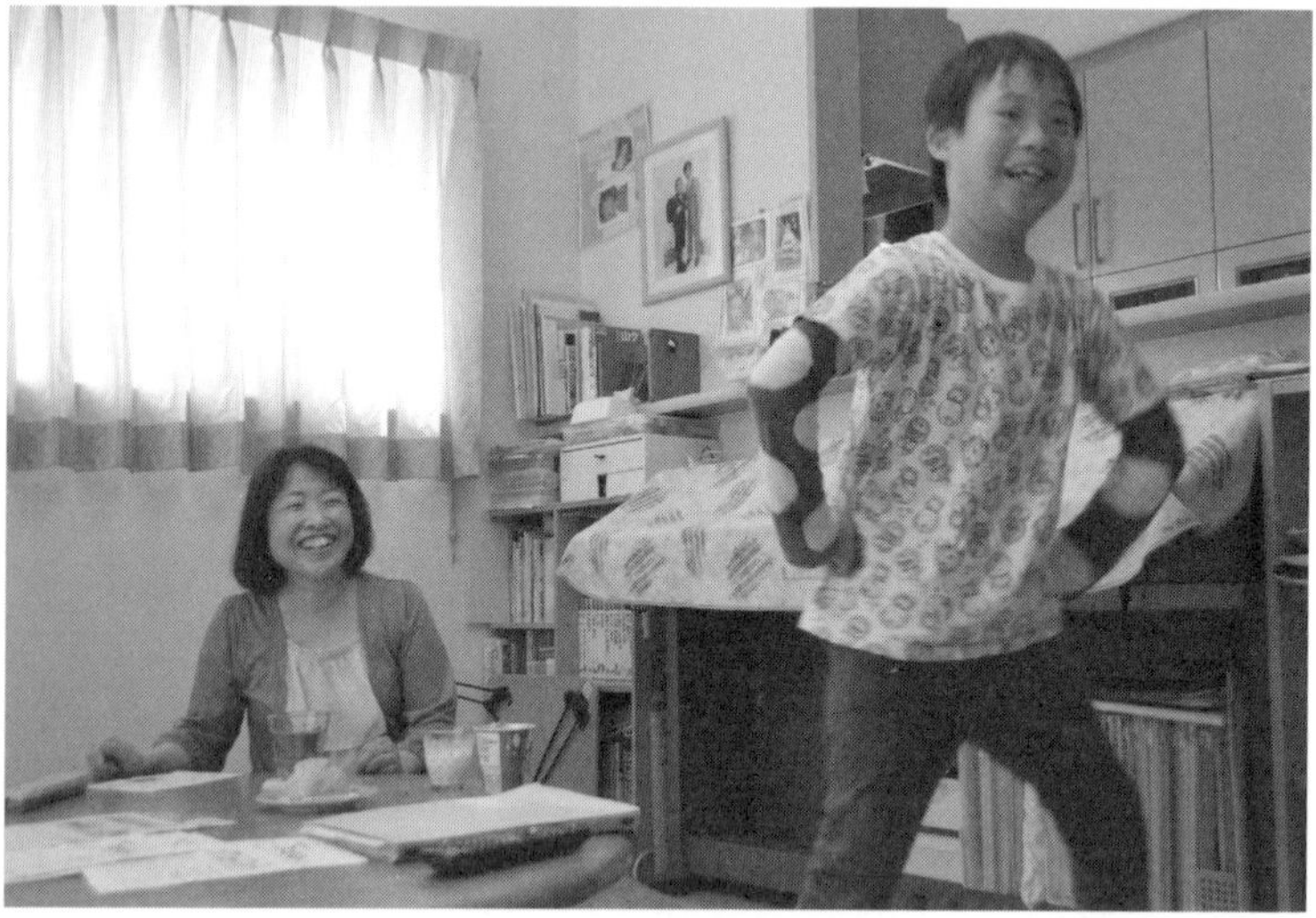

ている神戸新聞で、昔から養子縁組あっせん団体が週1回、里親を探す乳幼児の写真とプロフィールを掲載していたこともあり、養子縁組という選択肢があることを知っていた。子どもを受け入れるために夫とともに京都市の児童相談所の里親研修を受け、女の子を望んだが、なかなか条件に合う子が見つからなかった。

しばらくして児童相談所の担当者から「0歳児の男の子がいます」と連絡が来た。夫と乳児院を訪れると、2カ月の男の子がすやすやと眠っていた。ベビーベッドをのぞき込んで驚いた。

「赤ん坊なのにガッツ石松そっくりで、なんて不細工な子やねんって。でも、夫が『すごくかわいい子やないか。連れて帰ろう』って」

和美さんは楽しそうに長男との出会いを振り返る。初めての子育てに加え、繊細な性格の長男は育てるのが難しく、子育て支援もなかったため、ずいぶん悩んだ。それでもかわいくて、4年後、再び同じ乳児院から赤ん坊だった次男を家族に迎えた。

ありがたかったのは、近所の人や親せきが、長男、次男の時も、「おめでとう」「よかったね」と声をかけてくれたことだ。長男を連れて次男を乳児院に迎えに行った時、長男に「あんたもここから来たんやで」と伝えた。和美さんは周りにもオープンにしていたが、長男は長い間、養子だということを自分から友達に話したがらなかった。

反対に、次男はあっけらかんとした性格で、「僕、もらわれっ子やねん」と友達にも平気で話すような子だった。小学2年生の時、「命の授業」の授業参観があった。生まれた時のことを親に聞いて発表する授業だ。クラスメイトたちは、自分のへその緒を見せながら、発表した。次男のことだから大丈夫だろうと安心して教室の後ろで見守った。先生に指名された次男は椅子から立ち上がると、みんなの前で、「僕はもらわれっ子やから、みんなみたいにへその緒がない。だからすごく悲しいんや」と寂しげに言った。

和美さんは「しまったー！」と思った。実は、乳児院からへその緒をもらっていたのに、すっかり忘れていたのだ。「2人目になると、子育ても大ざっぱになってしまうんですよね」。今では、懐かしそうに笑うが、その日の保護者会の最後に親としてきちんとフォローすることは忘れなかった。「みなさんにお話ししたいことがあります」と申し出て、「うちは養子縁組した家族です。いろんな家庭がありますが、どうぞ仲良くしてやってください」と事情を話したのだ。他の保護者も真剣に受け止めてくれたという。
家に帰ってから、次男には「ごめんな」と謝った。

■かわいそうな子は誰？

兄弟は、けんかしながらも仲良く育った。次男が小学校に上がり、少し手が離れると「また子育てしたいなあ」と思うようになった。年齢のこともあり、養子に迎えるのは難しくても、子どもを18歳まで預かる「里親」ならできるかもしれない。和美さんは再び、新聞の里親募集欄をチェックするようになった。

そこで見つけたのが、1歳のはるきくんだった。くりくりした愛らしい目つき。「この子や！」と直感した。プロフィール欄には「ダウン症」と書いてある。和美さんは定期的に参加していた養親と里親の集まりで仲良くなった先輩ママの鶴丸富子さんを思い出した。

鶴丸さんは、ダウン症のある女の子、ナナちゃんを7年以上育てていた。

「ナナちゃん親子を見ていたら、楽しそうだし、言うたら怒られそうやけど、子育てもそんなに大変そうじゃなかったんですよ。ダウン症の子は成長がゆっくりだから、体力が落ちてきた私でもなんとかなるやろうと思って」

そして8年前、はるきくんを新しい家族として迎え入れた。

年の離れた弟を、兄2人はかわいがった。ある日、長男の友達が遊びに来た。急に弟ができたことを不思議に思った友達は、はるき君を指さして、「この子どうしたん？」と尋ねた。一緒にいた次男が、「もらってきてん。僕らも、もらわれてきてん」とあっけらかんと言うと、友達はびっくりして、「かわいそうや、お前たち、みんなかわいそうな子や」と繰り返した。

しばらく黙って聞いていた長男がめずらしく強い調子で言い返した。

「僕ら、かわいそうやない。もらわれてこなかった子の方が、かわいそうなんや!」

長男は普段、養子であることを話したがらなかっただけに、和美さんは「そんなふうに思っていてくれたんや」とほろりとした。

はるきくんは、就学前は週3回療育に通い、オムツが取れるのも遅かった。成長はゆっくりだが、人なつこく、誰とでも分け隔てなく遊ぶ。和美さんはなるべく学校へ送り迎えして、特別支援学級の先生とも意思疎通を図り、週末はサッカーの練習に連れて行く。

「障害児でも健常児でも子育ての楽しさは一緒。普通の子と違うこともあるけれど、相談できる仲間もいる。3人目ということもありますが、かわいくて仕方ない。今は本当に子育てが楽しいんです」。和美さんが愛おしそうに注ぐ視線の先では、はるきくんはお気に入りの動画を流して音楽に乗って踊り始めていた。

「言葉は悪いかもしれへんけどね。もし、障害児を生んで育てられないと思っているお母さんがいたら、『安心して捨てていいよ』と伝えたいです。無理して一人で背負いこまなくていい。私たちが育てるから。お互いさまでいい。まだまだ養子や里親は知られていないけれど、こんな家族もあると知ってほしい」

■足りない里親と専門里親

前述したように、虐待などで親が育てられず社会的養護が必要な子どもは約4万5000人。厚生労働省は、有識者検討会が2017年に取りまとめた「新しい社会的養育ビジョン」に基づき家庭養育優先を掲げ、そうした子どもたちが育つ場として施設から里親委託へ政策の転換を図った。

しかし、社会的養護を受けている子どもの約4割に当たる1万7961人（2018年）の障害児のうち、里親など家庭養育を受けられるのは12％とみられ、目標の75％にはほど遠い。和美さんのように養子を育てた経験が豊富だったり、専門知識があったりする人は専門里親として登録される。だが、専門里親は里親全体の6％の702世帯（2019年）にとどまる。

日本女子大学の林浩康教授（社会福祉学）は「手のかかる障害児にこそ、こまやかにケアできる家庭養育が必要です。子育ては決して楽ではありません。米国のように里親のリクルートから支援までを包括的に行う専門機関を作るなど、里親養育の支援体制が求められている」と話す。

■子どもの治療を拒否する親たち

「健常でない子は育てられない。治療を中止してください」

目の前の両親の言葉に、浜松医科大学医学部附属病院小児科の大石彰医師は耳を疑った。

その男の子は出生直後に、気管挿管《そうかん》された状態で別の病院から周産母子センターのＮＩＣＵに救急搬送されて来た。血流が滞って顔色が悪く、足の一部が内側に曲がっていた。搬送直後、父親は「顔色は治りますか？　歩けるようになりますか？」と大石さんに尋ねた。母親も「呼吸をしていないのはどうしてでしょうか？」と心配そうに見守っていた。

態度が変わったのは生後４日目だ。母親が病院を訪れて、こう伝えた。

「なかったことにしてほしい。この子を育てることはできない」

母親は人工呼吸を含めた一切の治療を止めてほしいと申し出た。臨床遺伝専門医でもある大石さんは、男の子の様子から、ある病名が思い浮かんでいた。母親の態度の変化に驚きながらも、努めて平静に、「診断が確定しないと予後（先の見通し）も分かりません。今、治療を中止することは倫理的にできません」と伝えた。家族で話し合うように勧めると、母親は思いつめた表情で頷《うなず》き、帰っていった。


大石さんは当時の男の子の様子を思い出す。24時間管理されたＮＩＣＵの透明なケースの中で、小さな体に人工呼吸器や栄養や薬剤注入の管を付けられていた。手足の一部が内側に反っていたが、つぶらな目をしっかり開き、光を当てるとまぶしそうな表情をしたり、しかめっ面をしたり、口をもぐもぐ動かしたり……。触れば柔らかな肌は温かく、聴診器をあてると「ドクン、ドクン」と心臓の音も聞こえる。普通の新生児と同じように弱々しいながらも、確かに生きようとしていた。

だが、親は背を向けた。

生後4日目から34日目までのカルテには「(病院側と家族の話し合いは)平行線をたどる」と記されている。親が来ては「治療をやめてほしい」と言い、大石さんは「今の段階では無理です」と繰り返した。この間、看護師たちは、母親に母乳を与えるように促したり、オムツを一緒に替えたりして、愛着がわくように働きかけ続けた。

■頭を抱える医師たち

生後34日目、遺伝子検査の結果が出て、予想していた先天的な変異があると診断された。難病で、予後は決して「良好」とはいえないが、男の子に内臓疾患はなく、退院しても自宅で医療的ケアを受けながら暮らせる状態だった。大石医師は「精神発達がゆっくりだと思いますが、話したり、歩けたりするようになる例もあります」と両親に伝えた。

しかし、父親は「先生はそう言うけれど、育てるのは自分たちです。健常でない子は育てられない。治らないのに治療を続けることは苦しめるだけだ。自分で息もできない子を生かす日本はどうかと思う」と頑なに治療を拒否した。

「それに、親戚に迷惑がかかる。先生だったらどう思いますか?」

こういう時は言い返しても始まらない。大石医師は黙って聞いていたが、「障害児は育てられない」と何度も繰り返す姿に、やりきれなさを感じ「優生思想」という言葉が浮かんだ。父親は自分の正当性を主張し続けた。

「この子を否定しているわけではない。かわいそうだから言っているんだ」

診断名を伝えると、３日に１回は面会に来ていた母親の足も遠のいた。

新生児が致死的な疾患で極めて重篤《じゅうとく》な場合、家族と話し合いの結果、「看取り」を行うことはある。しかし、男児のケースは治療をすれば十分に生活できる状態だった。

「治療をやめてこの子が死んでしまったら、（自分たちが）殺してしまうようなものではないのか。標準的な治療をするのは当たり前なのに」

危機感を募らせた大石さんは、病院内の児童虐待防止委員会に相談した。子どもの命を救うため、すぐに手術が必要にもかかわらず親の承諾が得られない場合は、「医療ネグレクト」として児童相談所に通告し、児童相談所が両親の親権を制限することができる。しかし、容態が落ち着いていて緊急性が低い状態では難しい。呼吸器が外れた時に再挿管をどうするのか、輸血や他の外科手術が必要な時にどうするのか話しあったが、委員会としてもなかなか結論は出なかった。

困った大石さんは、大学の法律の専門家に思い切って相談してみた。しかし、逆にこう問われ、驚いた。「家族が希望していないのに治療するのは、小児科では一般的なことなのですか？」

確かに、高齢者が重体になった時、家族が「じいちゃんをあまり苦しませたくない」と医療者に伝えれば、積極治療を控えることは多い。それは周りの人が、これまでの人生の中で、本人がどういう人か知っていて意志を推察できるからだ。

「でも、赤ちゃんは何も話せない。『パパ、ママ』と言える子だったら違うかもしれませんが、新生児は、まだ子どもとしてすら存在が確立していないような脆《もろ》い存在です。法学の先生の言うことは理解できますが、大人の論理は子どもには当てはめられない。それでは、子どもの権利は一体だれが守るのか」

法律の専門家も、院内の委員会も頼りにすることができず、頭を抱えた。

幸い、小児科医たちは「この子のために」という意見で一致したため、教授が責任を持つことで治療を続け、両親との話し合いも続けることになった。

子どもが重い疾患を抱えて生まれた時、親の意見と病院の方針が対立することは起きる。新生児科や小児科では、重い病気の子どもの治療について医療者と親の話し合いの姿勢を示した「重篤な疾患を持つ子どもの医療をめぐる話し合いのガイドライン」（２０１２年・日本小児科学会）などがある。「治療方針の決定過程においては、子どもと父母（保護者）と医療スタッフとが対等の立場で十分な話し合いをもつ」など11項目が並ぶが、【基本方針】は「終末期を具体的に定義したり、また、生命維持に必要な治療の差し控えや中止の基準は定めず、ガイドラインに当てはめる事で、何らかの回答を導き出せるものとはしない」として治療指針を示す内容にはなっていない。これには過去の経緯があり、後述したい。

大石さんも両親に会うたびに、何度も丁寧に説明した。母親は息子を見て「かわいい」と漏らし、「私は、おうちに連れて帰ってもいいと思っている」と話したこともあった。しかし、父親の態度が変わることはなかった。男児は約1年後、医療的ケアが受けられる別の施設に転院していった。

「臨床現場では、価値観が対立する時があります。親は子どもの治療を諦めることが『最善の利益』だと思っているけれど、僕らは子どもが治療を受けることが最善の利益だと考えている。全く価値観が異なる両者が話し合っても進まないのです」

苦い経験から、大石さんはこう提案する。「子どもの最善の利益を親が代弁していない時、医療者が生命倫理について相談でき、判断を示すことができる組織があるといいのではないでしょうか」

新生児科医をしていると、先天的な病気の子どもや出産時のトラブルで障害を負った子どもに、出会う場面もある。どの親も最初は驚き、悲しむが、やがて時間をかけて受容していくことが多い。大石さんが17年間で本当に困った治療拒否はこのケースを含めて3件だけだという。

「親御さんが、『育てるのは自分たちなのだから』と言うのも分かるんです。実際に医療的ケアが必要な子を育てるには家族の生活も制限されますし、親亡き後も心配でしょう。『頑張って連れて帰りなさい』とも言えません。ただ僕は、まず子どもの『命』を感じてほしい。だから、どんな子でも、病気や障害について伝える前に、必ず赤ちゃんを抱っこしてもらうようにしています。何の先入観も持たずに抱いて、温かいんだな、重いんだなと感じてほしい。後で伝えると『なぜ黙っていたのか』と怒る親もいて、難しいのですけれどね」と苦笑する。

「先生だったらどうしますか?」。障害の重い赤ちゃんが生まれた時に、親から問われることも多い。「自分だったら、仕事を辞めて子どもの世話をするかもしれないですね」と大石さんは言う。多くの人が持つ、「障害」への偏見は全くないのだろうか。

「そんな、かっこいいことでもないと思います。僕は子どもが好きだから小児科医になった。新生児科にいると、先天的に異常がある子どもたちにも出会う。子どもたちが必死に生きようとする姿を目の当たりにすると、こういう子たちの力になりたいと自然に思うようになるんです」。NICUで積み重ねてきた時間を振り返るように話し、「それにね」と、大事なことを思い出したようにこう付け加えた。

「みんな、医療が安全だと思いすぎている。確かに日本の周産期医療のレベルは高い。それでもお産で仮死になったり、他の異常があったり、子どもが生まれてくる時にはいろんな不確実性があり、思い通りにいくわけではありません。そのことを、人々はもっと知る必要があるのではないでしょうか」

■熟練医師の後悔

「治療を拒む両親との十分な話し合いや、倫理的なプロセスを経ることができないまま、子どもが亡くなってしまった……」

そう悔やむのは大阪府立母子保健総合医療センター（現・大阪母子医療センター）の窪田昭男・元小児外科主任部長だ。小児外科の権威として教科書も執筆する熟練医師だ。

その女の赤ちゃんは、妊娠初期の羊水検査では問題は見つからず、26週の定期健診で軽症の先天性横隔膜ヘルニアと診断されていた。36週、体重2000グラム余りで誕生。小さな頭皮欠損などを認めたため、重い障害がある可能性を示す奇形症候群の合併が疑われた。

生後1日目、肺血流量（肺動脈に流れる血液の量）が低下し、低酸素血症が進行したので手術は急いだ方がよいと判断。窪田さんは赤ちゃんの頭皮欠損など目に見える奇形を見てもらったが、奇形症候群には触れずに両親の承諾をとり、横隔膜ヘルニアの手術を行った。

両親の態度が一変したのは生後4日目だ。遺伝性疾患を診ていた医師が主治医の立ち合いなく、赤ちゃんが、希な染色体異常で知的障害を伴う可能性が高いことを両親に伝えた。「自分には経験がないから」と、医学書の該当部分をコピーして手渡していた。そこには

「治療法がなく、知的障害を伴う」と記されていた。

「今後、一切の治療は拒否する」。父親が伝えてきたのはその直後だ。

「告知は、病院側に決定的な落ち度があった」と窪田さんは苦い表情で認める。重い病気の場合、主治医、新生児科医、遺伝専門医、看護師を交え時間をかけて丁寧に説明するのが普通だ。予後不良や予後が不明の場合、「この子の病気は、私がずっと見ていきますよ」と親を安心させてあげなくてはならない。

だが同時に、NICUで眠っているわが子の様子を見に行くこともない父親の冷たい態度が忘れられないという。重い障害があったとしても、治療をすれば赤ちゃんの生活の質(QOL)は上がり、生きていくことはできるはずだ。両親と何度も話し合ったが、母親はうつ状態で、父親は無表情なまま、態度を変えることはなかったという。

生後2カ月、今度は心房中隔欠損(左心房と右心房を仕切る壁に穴が開いている疾患)のため肺血流量が増え、肺の血圧が上がっていることが分かった。小児循環器医が「心房中隔欠損の手術をすれば、肺高血圧は治る可能性が高い」と両親への説得を続けた。

そのうちに横隔膜ヘルニア手術後の癒着《ゆちゃく》による腸閉塞《ちょうへいそく》の症状が現れた。腸閉塞は赤ちゃんも苦しく、放っておくと腸が破れてしまうこともある。手術を勧めたが、拒否し続けたため、困った病院側は、「医療ネグレクト」として子ども家庭センターに通報した。

しかし、センターの返事は「2、3週間待ってください」。窪田さんは病院長に、病院内の倫理委員会を開くように求めたが、倫理委員会は「論文の倫理審査は扱うが、臨床に関わる倫理は扱わない。子ども家庭センターの指示を待つように」と判断を避けられた。

窪田さんは、再び腸閉塞手術の必要性を伝え、両親に承諾書への署名を求めた。「署名しなくても手術はするのでしょう?」と問い返されたので、窪田さんが「そうです」と答えると両親は黙りこみ、手術を拒否するとは言わなくなったという。窪田さんは病院長に「自分の責任で手術する」と伝えると、院長は黙認した。両親から手術承諾書をもらわないまま手術を行った。術後の経過は良好だった。

しかしその後、肺高血圧が徐々に悪化。心房中隔欠損の手術やＱＯＬを改善するための気管切開を提案したが、両親は拒み続けた。最後の頃、母親は頻繁に面会に来るようになったが、１８１日目、女児は肺高血圧による呼吸循環不全で亡くなった。


赤ちゃんの横隔膜ヘルニアも心房中隔欠損も手術すれば根治する病気だが、重篤な染色体異常を持っていたことから、治療を差し控えることも考えられるケースだったという。

ただし、治療を差し控えるかどうかの決定には関係者による倫理的議論を経て、両親からきちんとインフォームド・コンセントを取る必要がある。

しかし、母親が一過性のうつ状態で、父親は赤ちゃんに向き合うことなく、人道的に苦痛を取り除く手術も拒否した。愛着形成がされていない状態で、両親を赤ちゃんの意志の代弁者としてよいかどうかという問題がある。

病院内の倫理委員会もこの問題を扱うことを避けた。窪田さんは、赤ちゃんの命をどうするかの議論のプロセスが不十分なまま、亡くなったことを問題視する。

「周産期医療の最大の特徴は、治療を受ける胎児や新生児が『患者』でありながら、治療の決定権が本人でなく、親、特に母親にあることです。その母親の愛着形成に躓《つまず》きがあったり、うつ状態だったりする場合には、十分な判断ができず、赤ちゃんを治療する医療者との対立も起きます。医学的判断や法律では最良の解決法を見出せない時、生命倫理的な解決が求められる」

「生命倫理は、相反する価値観をすりあわせていく作業です。つまり、倫理的な過程を経て結論が導かれているかどうかが重要なのです。それができなかったことが、最大の問題です」

窪田さんはこうした、臨床倫理の問題について専門性を持って迅速に判断できる病院内の臨床倫理委員会の設置を求めている。

母親はうつ状態の時期に、赤ちゃんに重い障害があると告知され、愛着を持つことが難しくなったのではないか。正常な状態であれば子どもを受け入れることができたのではないか。そんな思いから、近畿周産期精神保健研究会を立ち上げ、妊産婦の精神的ケアに取り組んでいる。

■治療拒否1年間で81件

障害のある新生児に対し、親による治療拒否は国内でどれだけ起きているのか。筑波大学のチームが２００４年に全国の小児科のある３２８病院を対象に調査したところ、約２割にあたる60病院が治療拒否を経験したと回答し、１年間で81件の報告があった。完全に回復した子どもは３人いたが、一方で17人が死亡していた。半数以上は、適切な治療によって介助の有無はあれ、生活できることが望める疾患だった。

私たちが医学雑誌を調べたところ、過去10年間に「障害」を理由に治療を中止した報告が少なくとも57件あり、20人の新生児が亡くなっていた。

日本の新生児医療は世界トップクラスだ。

新生児死亡率が下がり、低出生体重児（２５００グラム未満）や極低出生体重児（１５００グラム未満）の出生割合は上昇。一般的な妊娠期間（40週）の約半分で誕生した超低出生体重児（１０００グラム未満）でも助かり、生きられるようになった。一方、障害が残る子どもも少なくない。出生前診断技術の発達で、生まれる前に障害児であることが分かるケースも増えてきている。

親はなぜ、生まれたばかりの障害児の治療を拒否し、養育を放棄しようとするのか。筑波大学の調査では、医療者が推測した保護者の治療拒否の理由として、疾病等がある子どもを育てる自信がない19人▽子どもの状況の理解不良18人▽子どもを苦しませたくないという心情13人▽子どもを最初から拒否７人▽医療側への不信感６人――などが挙げられた。

親が子どもの治療を拒否しても、家庭裁判所による親権停止や、児童相談所などによる緊急措置で子どもの治療を継続することができる。厚生労働省は２０１２年の通知で、親が児童に必要な医療行為を受けさせないことを虐待の一つである「医療ネグレクト」と位置づけ、児童相談所や自治体に通報するよう求めている。

ただ、医療ネグレクトによる親権停止は年間10件ほどしかない。横野恵《めぐむ》・早稲田大学准教授（医事法学）は「医療を専門としない児童相談所が迅速に対応するのは難しい。子どもの最善の利益を優先させるならば、欧米のように虐待を認定しなくても、裁判所が治療の開始を決定できる仕組みが必要」と訴える。

治療拒否などの医療現場の倫理的な問題を審議する臨床倫理委員会が病院内にあるのは宮崎大学、東北大学などごく一部。宮崎大学では２０１８年度に１４７件を扱い、小児科が21件で最多だった。

長年、新生児医療に携わってきた仁志田博司・東京女子医科大学名誉教授はこう話す。

「まだ名もない新生児は、社会どころか家族の一員ですらありません。強いものが生き残ることで、人類が進化するという『優生思想』のようなものによって容易に切り捨てられやすい存在なのです。子どもの生きる権利と親の利益が対立する時、先進国ならそこに社会が入るべきです。最も弱い新生児の福祉を誰がどのように代弁するか、社会全体が問われている」と話す。

高度に発展した新生児医療が直面する課題に、私たちは向き合うことができているのだろうか。

■「支えがあれば育てていける」

「子どもに重い障害がある時、治療を拒否したくなる親の気持ちは分からなくもない。でも、支えがあれば育てていけることを知ってほしい」。希少難病のマーシャル・スミス症候群の長女・りなちゃん（5）を育てる東京都の鈴木梓さん（37）は訴える。

梓さんは北海道の出身。東京で働いていた当時、交際していた男性は妊娠を告げると去り、一人で産み育てることになった。忘れもしない年末の寒い日、7カ月健診で異常が見つかった。通常3リットルほどの羊水が7リットルもあるという。年が明けた妊娠35週、大学病院で羊水を抜く治療の最中に破水し、帝王切開術でりなちゃんを出産した。体重は１８００グラム。出産直後、麻酔でぼんやりしながら、梓さんは色白でほっそりした娘の顔を見て、「きれいな子だな」と感じた。同時にぐったりした様子が気になった。

麻酔から覚め、傷口の痛みを抑えながら車椅子でＮＩＣＵに向かうと、保育器に入って青白い光を当てられたりなちゃんは、呼吸管理のために挿管され、点滴を受けていた。

ショックよりも、ただ「生きてほしい」と願った。産後10日ほどで梓さんは退院したが、毎日、面会時間の午後2時から午後8時まで、ずっと付き添った。１日に5、6回、りなちゃんの顔が紫色にうっ血し、血圧や心電図などのモニターのアラームが鳴り響く。その度に看護師や医師が急ぎ足でやって来て処置を施すが、その度に梓さんの心臓も止まりそうになった。

容態が落ち着いているときのわが子の寝顔は穏やかで、眺めていると幸せを感じた。

「ただ、眠っているだけなのですが、私が手を握って話しかけると反応するんです」。状態がよい時は、看護師がりなちゃんを保育器から出して抱っこさせてくれた。腕の中の小さな命をそっと抱きしめて「大丈夫。ママが守ってあげるからね」と話しかけた。

生後1カ月で、トリーチャーコリンズ症候群と診断された。顔の骨の欠損があるが、生命予後は良好な病気だ。しかし、その後、再検査でマーシャル・スミス症候群に診断名が変更された。呼吸不全を繰り返し、早期に死亡する予後不良の病気で症例も極めて少ない。

4月に代わったばかりの若い男性の担当医は、淡々と病名と奇形や知的遅れがあることを梓さんに伝えると、こう切り出した。

「積極的に治療するか、延命だけするか、もう治療しないか。3つの選択肢があります」

「生きる」という選択肢しかなかった梓さんはショックを受けた。

「この子を家に連れて帰りたいんです」。かすれる声でやっと伝えた。

「お母さんは医療従事者じゃないでしょう。考えているよりも、ずっと大変なんだよ」とぞんざいな口調で言われたという。

マーシャル・スミス症候群だから、急に治療する気がなくなったのだろうか。命に優先順位があるのか。梓さんは傷ついた。

■増える医療的ケア児

7月、りなちゃんは退院した。だが、それは過酷なケアの日々の始まりでもあった。1時間おきのたんの吸引、数時間ごとの栄養の注入、オムツ替え……。シングルマザーの梓さんは一人で24時間、世話をした。睡眠不足が続き、体調を崩しても病院にも行けない。追い詰められて、か弱い泣き声をあげる娘に「いい加減にして」と怒りをぶつけたこともある。

実家に連れて帰ると、母親は世話を手伝ってくれたが、父は「気持ち悪い。見たくない」と孫娘を抱くことすら拒んだ。東京に戻り、預け先を探そうと区内の保育園すべてに電話をかけたが、断られた。日々、心身が擦り減り、追い詰められた。

「いっそのこと医療事故に見せかけて……」

そんな考えが頭をよぎったこともある。はっと我に返り、自責の念で泣き崩れた。働きたくても働けない。親子二人きりでぽつんと社会から取り残されたように感じた。一緒に旅行に行ったり、遊んだり……。出産前に夢見ていた、楽しい生活ができないことに申し訳ない気持ちでいっぱいだった。

そんな時、梓さんを救ったのが、医療的ケア児を預かる児童発達支援事業所や訪問ヘルパー、訪問看護師の存在だった。初めてデイサービスに連れて行くと、18トリソミーの女の子がそばに寄ってきて、小さな手でりなちゃんの手を握った。スタッフがてきぱきと、楽しそうに働く姿にも勇気づけられた。

何よりも「障害児の母」としてでなく、普通に世間話をしたり、冗談を言い合ったりしてくれるのがありがたかった。「りなを当たり前に受け入れ、一緒に子育てを楽しんでくれる」。心に余裕ができた。話すことができなくても、今はりなちゃんの一つ一つの小さな仕草が愛おしい。

「障害を受け入れられない親は、子どもとコミュニケーションがとれないことが不安なのかもしれません。私も話しかけても応えてくれないと自分が否定されたような気持ちになってしまった。でも、よくみると、話しかけると頰がゆるんだり、視線を合わせたり、ちょっとした反応で何かを伝えようとしているんです」

りなちゃんが3歳になった頃から、梓さんは積極的に町に連れ歩くようになった。住んでいる東京都墨田区はスカイツリーのそばで、観光客も多い。車椅子に乗った人や障害者がたくさんいることにも気づくようになった。初めは、りなちゃんの風貌のことで何か言われるのではとドキドキし、咳をしている人がいれば感染を恐れてピリピリした。だが、下町ということもあり、「うちの親戚の子も障害があるの」「がんばりなよ」と話しかけられることも多い。

「私自身、偏見はなかったけれど、それまでは障害者はかわいそうだと思って見ないふりをしていました。でも、外に目を向けると、たくさんの障害のある人が、楽しそうに暮らしている。だから私も不幸じゃないかも、と思えるのです」

最近、初めて同じ病気のママたち4人と知り合い、「マーシャル・スミス症候群の家族の会」を結成した。これから少しずつ、病気のことを発信していく予定だ。

気管切開に伴うたんの吸引や胃ろうからの経管栄養、人工呼吸器の装着などの医療行為を日常的に必要とする医療的ケア児は、厚生労働省の推計で2万155人（2019年）。10年前の2倍に増えた。医療的ケア児は、2016年に児童福祉法の改正で初めて位置づけられたが、支援は不十分だ。りなちゃんも2019年4月から、特別支援学校に入学したが保護者の同行が必要なため、梓さんは働くことができない。「まだ制度が現実に追いついていない。私たちのような親子が普通に暮らせる社会になってほしい」。梓さんの切実な願いだ。

■時代で変わる命の境界

小さな命の生と死の境界の変化は、技術の進歩だけがもたらすわけではない。その時代の医療現場の考え方も大きな影響を与えている。

アメリカ・イエール大学のダフ教授は1979年、重篤な患者の治療をどうするかのガイドラインを発表した。日本でも、新生児医療が飛躍的に発展しつつあった1980年代に染色体に異常がある13トリソミー、18トリソミー、重い先天性疾患などの「予後不良」の子どもたちに、どこまで治療を行うかという議論がされるようになった。

1987年にはダフ教授のガイドラインを参考にした「東京女子医科大学新生児集中治療室における医療方針決定のクラス分け」が学術誌に掲載された。

「クラス分け」は、重い病気や障害のある新生児をどこまで治療するか、あるいは、治療を打ち切るかを家族とともに考え、それに応じてどのような医療を行うかを示したものだ。次のような4段階の対応に分かれている。

クラスA：あらゆる治療を行う（積極的治療）
クラスB：一定限度以上の治療は行わない（心臓手術や血液透析など）
クラスC：現在行っている以上の治療は行わず、一般的養護（保護、栄養、清拭および愛情）に徹する
クラスD：すべての治療を中止する

クラスBには、表皮水疱症（弱い刺激でも皮膚に水疱などができる遺伝性の皮膚病）や先天性ミオパチーなど短い生命予後が明らかなもの、クラスCには13トリソミー、18トリソミー、無脳症、重症仮死で出生した500グラム未満の超未熟児などと具体的な疾患名も例示された。

当初は、東京女子医科大学の内部基準としてつくられたが、この「クラス分け」は、1990年代には国内で広く認知され、臨床現場の指針になっていった。ガイドラインが示されたことで、「それに従っておけばいい」という思考停止に陥ったのかもしれない。

千葉大学出身の小児外科医の松永正訓《ただし》さんは、ある病院に勤務していた1993年に18トリソミーの赤ちゃんに先天性食道閉鎖症の手術を行ったが、その後の対応で重苦しい経験をした。

その日は休日で、赤ちゃんは顔つきから18トリソミーの疑いがあったが、緊急を要したために数人の小児外科医と新生児科の研修医の判断で手術に踏み切った。翌日、新生児科のベテラン医師が出勤してくると、赤ちゃんは18トリソミーだと断言し、「18トリソミーはクラスCだよ。手術なんかしちゃだめだよ」と松永さんを強く非難したという。

後日、診断が確定し、ミルクを与える他は点滴だけを施す治療方針になった。ミルクも「口から飲む」と決められ、ミルクを胃に直接注入するために挿入していた胃ろうチューブは、上司の指示を受け、松永さんが自らチューブを抜いた。赤ちゃんは自分でミルクを飲むことがほとんどできず、日に日に体力が落ち、やがて亡くなった。

「本当にこれでいいのか。クラス分けはそんなに絶対のものなのか」。深い疑問を抱いたという。

■「クラス分け」から話し合いへ

やがて、こうした医療者が治療方針を決めることは「パターナリズム（医療父権主義）」として批判され、患者の自己決定を尊重するインフォームド・コンセントが重視されるようになった。

2001年から作成が始まった埼玉医科大学の田村正徳教授（当時）らによる「重篤な疾患を持つ新生児の家族と医療スタッフの話し合いのガイドライン」では、疾患の分類による「クラス分け」は行わず、家族と話し合うプロセスを重視している。

2000年代に入ると日本でも患者家族による「18トリソミーの会」が作られ、13トリソミーや18トリソミーの赤ちゃんの手術を行ったという報告が学術誌に載るようになった。18トリソミーの生命予後の研究も行われ、NICUで標準的な治療を受けることが生存期間を延ばすことや、成人した18トリソミーの女性など長期生存例も多数報告されるようになった。インターネットの普及で、誰でも容易に最新の医学的知識を手に入れることができるようになり、疾患の認知も少しずつ広まっている。

松永さんは2011年に開業してから、在宅でケアを受ける13トリソミーの男の子の地元主治医になった。13トリソミーの赤ちゃんは今でも8割が1カ月以内に亡くなり、1年生きられるのは1割と言われる。先天性の心臓の疾患や脳の構造異常など、複数の合併症を有することがある。発育・発達はゆっくりで、言語の獲得はほとんどない。そんな疾患を抱える男の子の往診を繰り返す中で家族と濃密に関わり、両親が息子の障害を受容していく道のりを共有した。男の子は、目が見えず、耳も聞こえず、ミルクを飲むこともできなかったが、家族に慈しまれ、しっかりと生きていた。

「かつて18トリソミーの赤ちゃんを見捨てたのはやはり正しくなかった」

そう痛感したという。松永さんは重篤な疾患を持つ新生児をめぐる家族の葛藤をたくさん見てきたが、30年間、はかない命に向き合い続けることで得たのは、障害の重さにかかわらず「どんな命でも線は引けない」という信念だ。

「100歳で寝たきりのお年寄りでも、現役でバリバリと働いている人も、生まれたばかりの赤ちゃんも、誰でも等しく人権がある。それを守るのが医者の役目です。医療の世界ではあまり使われませんが、『人権』という言葉でくくれば、命に線など引けないのです」

かつては「治療の対象としない」とされた13トリソミー、18トリソミーの赤ちゃんに積極的な治療を行う病院は増えている。しかし、医師の考えによってばらつきがある。重篤な疾患を持つ子どもにどのような医療を施すのかは、極めてセンシティブで倫理的な問題のため、病院ごとの方針は公表されてはいない。このため、どの病院なら積極的な治療をしてくれるのか、親が必死になって情報を集めているのが実情だ。

■「長く生きられない」と言われて

中学3年生になる13トリソミーの女の子が都内に暮らしていると聞き、会いに行った。名前は川原一華《いちか》さん（15）。

自宅がある東京スカイツリー近くの団地前で待ち合わせた。特別支援学校の送迎バスから車椅子で降りてきた一華さんと、母の絵里さん（42）が笑顔で出迎えてくれた。「初めましてと声をかけると、少しぽっちゃりとした色白の一華さんは、印象的な瞳でチラリとこちらを見て、頬を少し緩ませた。ゆっくりと車椅子を押す絵里さんと団地内を歩くと、「一華ちゃん、こんにちは」「学校どうだった?」などと近所の人が声をかける。話すことはできないが、一華さんはその度に相手に視線を向けてあいさつを返しているように見える。

妊娠中から胎児が小さいと言われていたが、13トリソミーと分かったのは出産後だ。心臓疾患や肺の病気も合併していた。絵里さんは産婦人科医が次々と病室を訪れ、「気が付かず、すみませんでした」と謝罪したことに驚いたという。「それよりも、かわいいのが先に立った」からだ。しかし、「長くは生きられない」という医師の言葉には茫然《ぼうぜん》とした。都内有数の周産期医療の拠点病院だったが、当時、13トリソミーの子で退院した子は一人もいなかった。

「大丈夫だよ。家に連れて帰ろう」

絵里さん曰く、「ポジティブすぎる」夫の言葉で救われた。その言葉通り一華さんは生後3カ月で退院し、15年間、在宅でケアを受け暮らしている。

心臓疾患はほどなく安定したものの、肺炎、無呼吸発作を度々おこし、入退院を繰り返した。毎日1時間おきのたんの吸引や1日3回の経鼻栄養の注入などケアは決して楽ではない。それでもこの間、妹や弟2人も生まれ、一華さんは家族に囲まれながら、ゆっくり、しかし確実に成長してきた。取材中も8歳と5歳の弟が、布団にゴロンと寝ている一華さんの周りを走り回ったり、お父さんの膝で甘えたりしている。

絵里さんはそんな様子に目をやりながら、「一華が熱を出したり、発作をおこしたりせず、状態が安定していること。こうして家族で、ワイワイ、ガヤガヤと過ごす何気ない日常が毎日、楽しい」と話す。

医療的ケア児という言葉が知られるようになり、15年前にはなかった障害児の在宅ケアを支える小児科や訪問看護ステーション、ヘルパーも少しずつ増えている。妹の音華《おとか》さん（13）は姉にかかわる女医さんをみて、「自分も将来は小児科医になりたい」と話す。一華さんは、特別支援学校に通う。「学校の先生や友達、ヘルパーさんなどと話す時、私には見せない笑顔を見せるんです。社会とのかかわりが間違いなくこの子の生活を豊かにしてくれている」。４月からは高校生になる予定だ。

「13トリソミーだから長く生きられない。ずっとそう言われてきました。でも、こんなに大きくなりました」

13トリソミーは新型出生前診断（ＮＩＰＴ）の検査対象となる疾患だ。第一子が染色体異常だったこともあり、妹、弟たちの妊娠の時には検査を勧められたが、絵里さんは受けていない。「障害があってもなくても、うちの子だから」という。今でも、入院したり、ショートステイに預けたりするたびに「どこまで治療を望みますか？」と聞かれるという。その度に「できる限りのことをしてください。13トリソミーでない子と同じ治療を受けさせてください」と伝えている。

これまで多くの同じ病の家族と知り合い、励まし合ってきた。そして、たくさんの子が天国に旅立つのも見てきた。それでも絵里さんはこう願う。

「13トリソミーでも、一華みたいにこうして大きくなっている子もいるよ。みんなに支えられながら楽しく過ごしている家族もいるよと知ってもらいたいのです」

一華さんの様子をそっとうかがうと、話を聞いていたのか「その通りだよ」と言うように、大きな瞳でパチリとまばたきをした。

にぎやかな川原家の取材を終えて外に出ると、雨上がりの夏の夕空に東京スカイツリーの明かりが灯り始めていた。あるNIPT検査機関のホームページには13トリソミーは「80％は生後1カ月を迎える前に亡くなり、寿命は、1年生きることができる子どもは10％」。別の検査機関では、「成長障害、重度の発達の遅れ」など8項目が列挙されているだけだ。そこからは子どもの成長やぬくもりのある暮らしは想像できない。

「障害があってもなくても、うちの子」

絵里さんの言葉が、何よりも確かなものとして、耳に残った。

第4章　構図重なる先端技術　ゲノム編集の遺伝子改変どこまで

■難病の愛娘、夫婦の希望

散り始めた桜が風に舞う、寒い夜だった。東京都心に建つ古ぼけた大学病院の小児病棟に、都内の会社員・桐谷有紀さん（仮名・44）は、仕事を終えて駆けつけた。入院している長女・絵瑠《える》ちゃん（5）の看病のために、毎日欠かさず終業後に通っている。

病室に入った有紀さんは薄手のコートを脱ぐと、脈拍の数値や酸素吸入器の状態を慣れた手つきで確かめた。そして、愛娘の両目からこぼれる涙をそっと拭った。絵瑠ちゃんは目を閉じることがない。その瞳には涙が常にあふれている。

しばらくすると、病児保育の保育士や看護師が病室を訪ねてきた。この日は保育園の進級式。出席できない絵瑠ちゃんのために、かわいらしいウサギの切り絵が貼られた進級祝いを持って、お祝いに来てくれたのだ。

絵瑠ちゃんの病状や、保育園の様子をお互いに確かめた後、何気ない話に花が咲く。しばらくすると、「長居をしたらご迷惑だから」と保育士たちは席を立った。

再び静かになった病室に、医療機器の音だけが響いた。

ウサギの進級祝いが枕元に飾られたベッドの脇に腰を下ろした有紀さん。一息つくと、絵瑠ちゃんのあどけない寝顔を見つめながら口にした。

「倫理的な問題があることは承知しています。でも、新たな技術を必要とする人がいることも知ってもらえたら……」

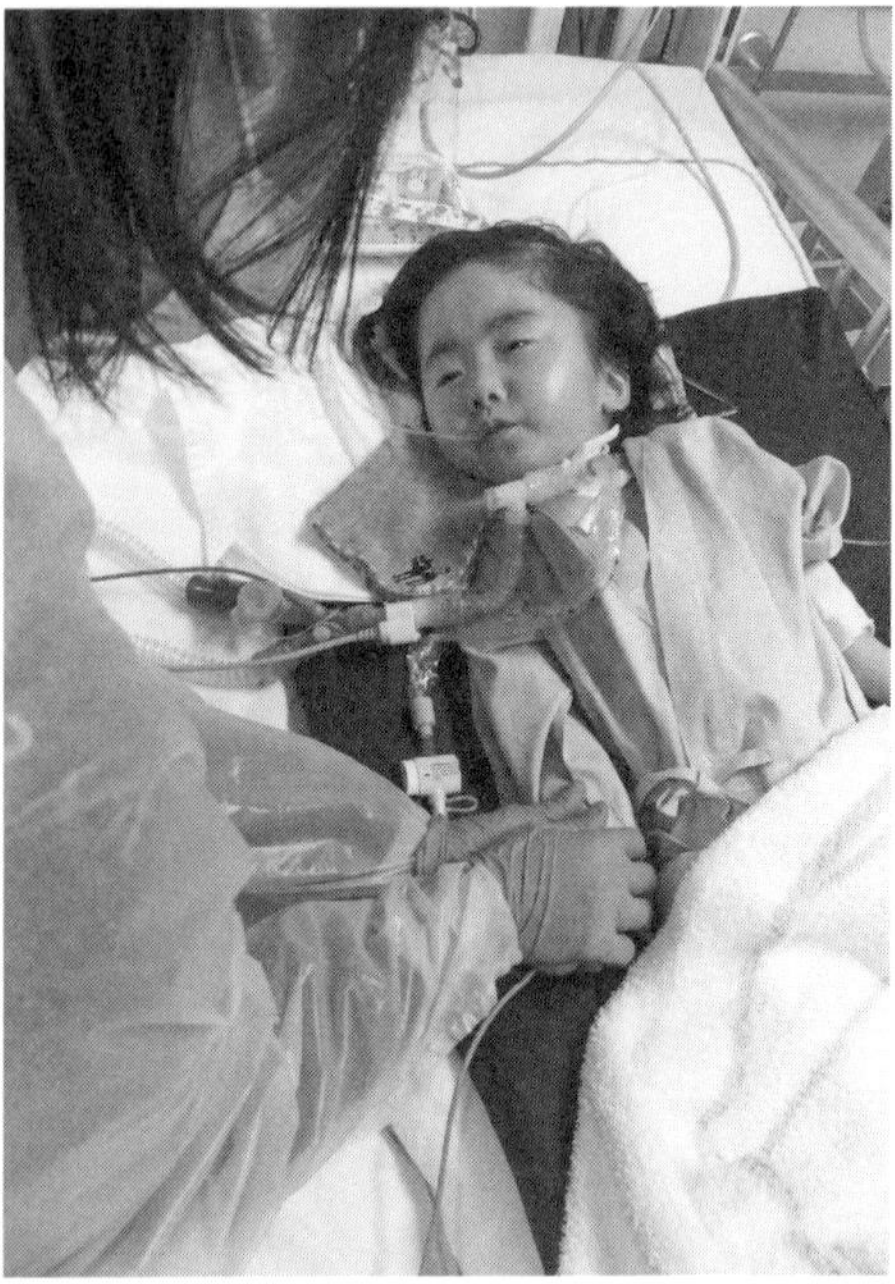
絵瑠ちゃんを看病する有紀さん（左）

絵瑠ちゃんは生まれつき、不要な糖脂質が分解されず、脳などにたまっていく代謝異常がある。病名は「GM2－ガングリオシドーシス」の乳児型。特定の遺伝子変異によって生じ、国内の登録患者はわずか20人程度という希少難病だ。現在は有効な治療法がなく、一般的には小学生になる前に亡くなることが多い。

桐谷さん夫婦にとって、待望の赤ちゃんだった。高年齢での出産だったが、産後の検査で問題は見つからず、「健康でよかった」と胸をなで下ろした。将来の飛躍を願って、フランス留学経験のある有紀さんがフランス語の「翼（エール）」から名付けた。ミルクをおいしそうに飲み、ころりと寝返りを打つ愛娘の姿を、いとおしく感じた。

ただ、成長はゆっくりだった。なかなか、ハイハイをしない。「どうしたんだろう……」。気長に様子を見守っていたが、少しずつ不安が募った。発達相談のために公的施設を回ったが、原因は分からないまま。1歳を過ぎても、つかまり立ちはもちろんのこと、はって前に進まなかった。そんな時、急な発熱とけいれんで大学病院に救急搬送された。精密検査をして、突然病名を告げられた。

「自分も家族も健康だから、難病なんて別世界の話だと思っていました」

そう率直に打ち明ける有紀さん。しかし、遺伝子を調べると、夫婦ともに難病の原因となる遺伝子変異は持っていて、自らは発病しない「保因者」だった。

この病気は劣性遺伝で、両親から受け継ぐ1対ずつの常染色体の遺伝子のうち、どちらか一方が正常だと発症しないが、両方に変異があると発病する。発病していない父母の双方から変異を受け継ぐ確率は4分の1。この同じ遺伝子変異を持つ男女が出会い、夫婦となって出産する確率は極めて低い。だから、自分が保因者であることを自覚している人は珍しく、有紀さんも夫も、わが子が発病するまでは全く知らなかった。

絵瑠ちゃんの病状は急激に進んだ。寝たきりになり、耳も不自由に。呼吸安定のために気管を切開し、栄養を腸から取り入れる小さな穴も開けた。瞳の奥にかすかに見える紅い斑点がこの病気の特徴だが、いつからかまぶたを閉じなくなった。

絵瑠ちゃんから「ママ」と呼んでもらうのを心待ちにしてきた有紀さん。わずかな口の動きに「そうじゃないかな？」と何度も耳を澄ませたが、まだ聞いていない。

在宅で介護するため、自宅のマンションも改装した。どんな時も様子が見えるようにと、絵瑠ちゃんのベッドはリビングの中心にある。ベッドは手作りで、白い3段のカラーボックスを並べた上にマットレスを乗せている。

「大人の腰くらいの高さにしたのが独自の工夫なんです」

有紀さんはそう言って微笑んだ。訪問の看護師らが手当てをしやすく、絵瑠ちゃんが通院する際は車椅子に乗せやすい利点がある。マットレスを乗せたカラーボックスの棚には、脈拍や血中酸素濃度を測るパルスオキシメーター、酸素ボンベ、腸から栄養を入れるための輸液ポンプなど、多くの医療機器や道具類が整理して並べられている。

容態は時に悪くなり、在宅介護と入退院の繰り返しが続く。その都度、有紀さんは会社に通勤したり、在宅勤務に切り替えたり。幸い職場は理解があるものの、同僚との仕事の調整など気を遣うことは少なくない。自分の余暇時間も持ちにくい。それでも、大変そうな様子は見せず、絵瑠ちゃんに微笑みかける。

「話しかけると、返事はなくても反応があるんです。抱っこすると、ぬくもりが感じられます。何よりも寝顔が可愛いんですよ」

しかし、次の子の出産について考えると、不安が心をよぎる。

再び4分の1の確率で病気になるかもしれない。発症はしなくても、半分の確率で保因者になり、難病の恐れは代々受け継がれていく。夫と話し合いをしたものの、前向きな答えは出てこない。

「もし遺伝子を修復することができるなら……」

苦悩する夫婦が、一筋の希望を感じた新たな技術がある。それが「ゲノム編集」だ。

■「進化の過程を変える」技術

ゲノム編集とは、生物が持つ遺伝子を改変できる革新的な技術のことだ。パソコンで文章を切り貼りするように遺伝子を編集できる様子から、この名前が付いた。

「生命の設計図」にたとえられるゲノムは、DNA（デオキシリボ核酸）という化学物質からできている。生物の形や性質などは、このDNAを構成する「A、T、G、C」という4種類の塩基の並び順によって特徴づけられる。DNAは二重らせん状になっており、人間のゲノムは約32億もの塩基対からなる。マウスのゲノムは約25億、イネのゲノムは約3億9000万の塩基対だ。このうち、細胞を作るために不可欠なたんぱく質の図面となる部分が、遺伝子と呼ばれる。つまり遺伝子は、化学物質が意味のある順番で並んだ文字の配列で、それが生命を形づくるのに必須の情報を含んでいるものを指す。

ゲノム編集の最大の特徴は、この塩基の配列を切断するハサミ役の人工酵素を使い、一部を削除や変換することで、狙った遺伝子を書き換えられる点にある。

この手法自体は1990年代から存在したが、人工酵素の作製に時間と手間がかかるなど、効率が非常に悪かった。しかし、2012年に第3世代の改良型ゲノム編集技術「CRISPR／Cas9（クリスパー・キャス9《ナイン》）」が登場すると、状況が一変した。狙った配列を簡単に、しかも安く切り貼りできるようになり、世界各国の大学や研究機関、企業へと一気に普及した。

活用はバイオや生命科学などで広がっている。例えば、筋肉細胞の増加や成長を抑える物質ミオスタチンが働かないように受精卵の段階で遺伝子を切断すれば、生まれてくる肉牛や魚の肉量を倍増させることができる。この仕組みを応用し、肉厚のマダイや収量の多いイネ、栄養価が高いトマトなど、多種多様なゲノム編集食品の開発が進んでいる。さらに、油を作る藻類の生産効率を上げてバイオ燃料とする取り組みも盛んだ。これらの遺伝子改変は「品種改良」と言える。

人間の場合は、遺伝子の変化が起こると必要なたんぱく質が作られず、体の働きを大きく損ねたり、病気の原因になったりすることがある。この変異を修復できれば、長く不治とされて患者を苦しめてきた病を治せる可能性が出てくる。

このようにゲノム編集は、うまく活用すれば農畜産業やエネルギー生産、医学・医療など、幅広い分野で大きなメリットが見込まれる画期的な技術なのだ。

しかし、もたらす光が強ければ、影もまた色濃い。
例えば、人体でミオスタチンに関わる遺伝子の働きを止めれば、筋肉の増強を促進し、アスリートの能力を高めることもできる。これは言わば「遺伝子ドーピング」だ。世界反ドーピング機構（WADA）は2018年に、ゲノム編集を使ったドーピングを禁止事項に追加したが、従来の筋肉増強剤と異なり、その痕跡は分からない。血液や尿の分析による一般的なドーピング検査で不正を見つけ出すのは極めて難しい。

ゲノム編集技術「クリスパー・キャス9」を開発したジェニファー・ダウドナ博士

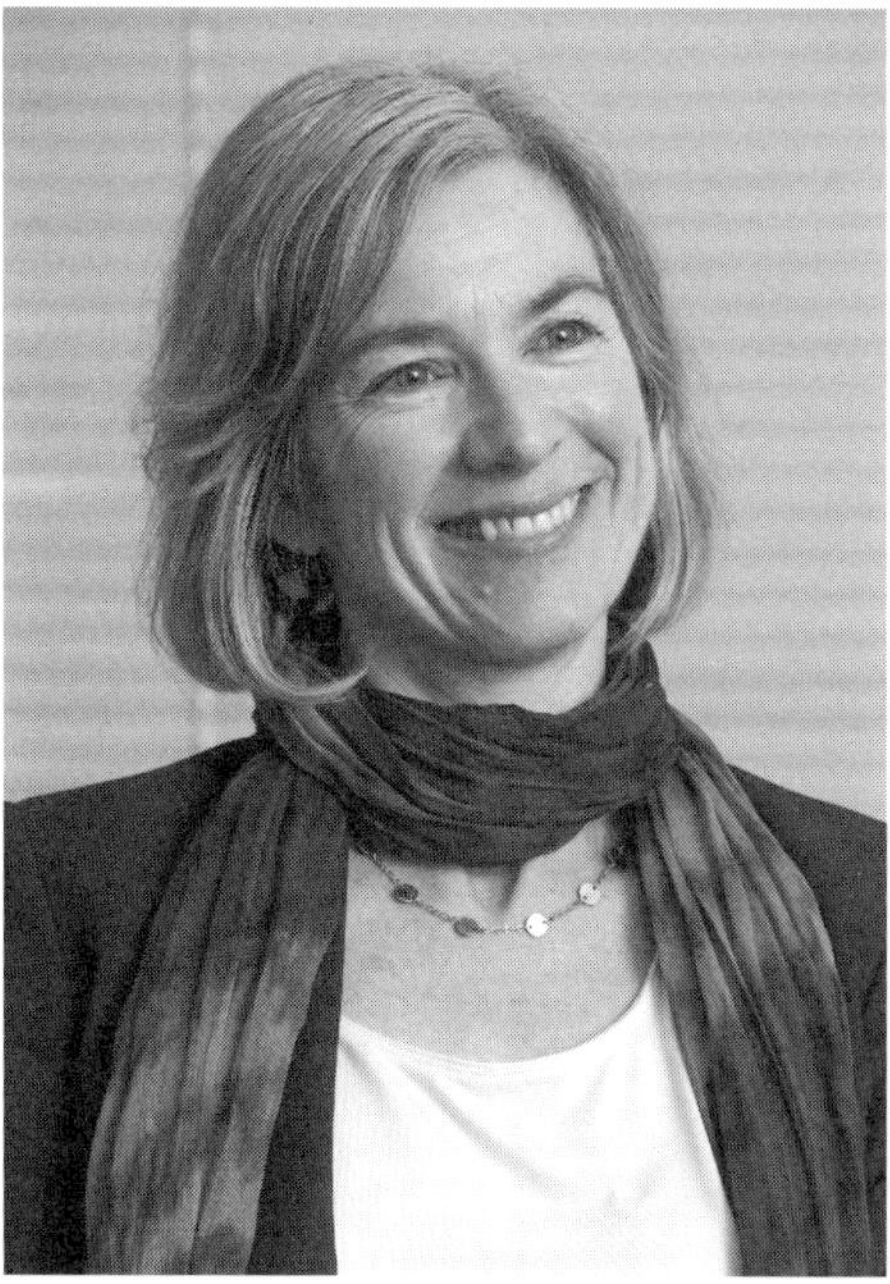

さらに、個々人の問題を越えた、人類全体に関わる懸念がある。
クリスパー・キャス9の開発者の1人で、2020年のノーベル化学賞に選ばれた米カリフォルニア大学バークレー校教授のジェニファー・ダウドナ博士は、私たちのインタビュー取材に応じ、次のように

語った。

「われわれは人類史上初めて進化の過程を変えることができる、すなわち植物、動物、さらに人間までも変えうる力を持った技術を手にしました。それには深い意味があり、どうすれば有害な問題を引き起こすことなく社会に便益をもたらせるか、責任ある使い方を考えなければなりません。力がある技術だからこそ、科学者だけでなく一般の人々も参加し、社会に及ぼす影響について議論を深める必要があります」

一方で、彼女はこうも述べた。「クリスパーは驚くべき速さで普及し、技術の進展や応用のスピードも私たちの予想を超えています」と。

人類の進化の過程を変え得る技術と、予想を超える展開の速さ――。このことは何を意味するのだろうか。

■「負の歴史」問う医学会

国内最大の学術組織で、136の医学系学会が加盟する日本医学会連合。1902（明治35）年の創立から120年近い歴史を持ち、傘下の学会には研究者や医師ら延べ103万人が所属する。

医学分野の総本山とも言えるこの組織が2019年4月、旧優生保護法（1948～1996年）の下での強制不妊手術への医学者や学会の関与について、初めて検証作業を始めた。

エリート集団の日本医学会が自ら「負の歴史」に向き合うのは異例のこと。検証に先立ち、医学会会長の門田《もんでん》守人・大阪大学名誉教授（外科腫瘍学）は意図を語った。

「強制不妊のような人権侵害がなぜ起きたのか。なぜわれわれの先人がこういう状況を見逃してきたのか。それを重大なこととして認識しておかなければならない。というのは、今も同様のことが起きている危険性があるからだ。新しい科学技術が進歩している。今は当然だと思っているけれど、後から考えたらどうして、ということがあってはならない。過去にそうしたことがあったならば、われわれは十分に検証し、同じ轍《てつ》を踏まないようにすることがアカデミアとして一番大事なことだ」

見据えているのは、現代医学が直面する際どい課題。その代表例が、体外受精した人間の受精卵や精子、卵子などの生殖細胞に対するゲノム編集の是非に他ならない。

ゲノム編集によって遺伝子を改変した受精卵から子どもを誕生させると、その影響は世代を超えて及ぶ。遺伝病の原因の遺伝子変異を修復できれば、人々の福音となるかもしれない。だが、親などの思い通りに遺伝子を操作すれば、優れた能力や好みの容姿《ようし》を求める「デザイナーベビー」作りにつながる。

思い起こされるのは、19世紀末に登場した優生学だ。

今でこそ悪名をはせているが、その当時は最新の「科学」だった。「優生学の祖」と位置付けられるのは、英国の生物学者で統計学者でもあったフランシス・ゴルトン

（1822〜1911年）。彼は優れた才能を持つ芸術家や学者の家系や系譜を調べ、「人間の能力は遺伝する」との主張を展開した。1883年に著作「人間の能力とその発達の研究」を発表し、後に優生学と和訳される「eugenics」という言葉を初めて用いた。ギリシャ語で「良い種」を意味し、「人類の先天性を改善するあらゆる影響を扱う科学」と定義を説明している。

1912年にロンドンで開催された第1回国際優生学会議には、世界の政府要人や科学者ら数百人が集まった。その後2度にわたる世界大戦、スペインかぜのパンデミック（世界的大流行）、世界恐慌……。数々の戦乱や混乱が続き、社会不安が渦巻く時代に、「良い種」は富国強兵や社会防衛などの理由から広く歓迎された。各国の優生政策は「科学の権威」をまとって官学一体で推進されたのだ。

優生政策実現のためには、「不良な子孫」の出生防止とともに、「優良な子孫」作りを追い求める2つの方向性があった。「不良な子孫」の出生防止は、対象とされた人々の生殖能力を奪う「断種（不妊手術）」という形で実現が図られた。さらにナチス・ドイツは断種にとどまらず、「T4作戦」と呼ばれる安楽死計画で障害者らをガス室に送り込み、抹殺まで実行した。被害者は20万人以上とも言われている。

しかし、「優良な子孫」作りの方は、素質の良いと思われる男女に早期結婚を奨励するくらいしか手段がなかった。つまり、ゲノム編集の登場は、かつて優生学が目指した世界が、技術的に実現可能になったことを意味する。

では、どこから先が「優良な子孫」作りになるのだろう。遺伝子の修復と思い通りの操作との境界は紙一重とも言える。例えば、成長ホルモンの過少分泌などが原因で身長が伸びない小人症という疾患がある。遺伝子変異が関係する一部の小人症を技術的に治せると仮定して、理想的に背を高くすることとの線引きはどこでできるだろう。男性なら１２０センチメートルの身長を１７０センチメートルにするのは許容され、１８０センチメートル以上にすると問題になるのだろうか。

先端技術の進展で、医学が抱える過去から地続きの難題は、複雑さを増している。

■遺伝子改変はタブー？

人間の受精卵の遺伝子を改変する行為はタブーなのだろうか。その是非は、政府の生命倫理専門調査会が検討してきた。

調査会は、政府から選ばれた医学者や法学者、生命倫理学者ら15人の専門委員で構成する。現在の会長は、聖路加国際大学の福井次矢《つぐや》学長が務めている。これまでに、さまざまな細胞に分化する能力を持つＥＳ細胞（胚性幹細胞）作りや、元と同じ遺伝情報を持つ生物を生み出すクローン技術などで、人間の受精卵を用いる研究の基本ルールを定めてきた。事実上、国内の生命倫理をつかさどる会議と言える。

その調査会は、ゲノム編集による受精卵の遺伝子改変について、基礎研究に限って容認する余地を残す中間報告を２０１６年に出した。ここでの基礎研究とは、遺伝子改変した受精卵を人間や動物の子宮に移植せず、新たな生命を誕生させることのない段階の研究を指す。

基礎研究が必要とされる理由は、大きく2つある。まず「人間の誕生」にまつわる未知の問題を解き明かせる期待があるからだ。受精卵という1つの細胞から、どのようにして骨や筋肉、血液、脳、心臓などの内臓ができ赤ちゃんへと育っていくのか。その際にどのような遺伝子が働いているのか。そんな生命の根源に迫る研究が進むことへの期待が大きい。成果は不妊治療などに役立つ可能性もある。

もう一つ重要なのが、遺伝病の原因や仕組みの解明に対する期待だ。こちらの研究成果は、世代を超えて伝わる難病の治療法開発につながる。

中間報告の後、慎重な検討はなかなか前に進まなかったが、調査会の下に作られた作業部会は2018年、難病の原因や仕組みの解明が目的なら受精卵の遺伝子改変を容認する一方、難病の原因遺伝子を修復する「治療法開発」を目的とした研究に対しては判断を先送りする方向性を示した。

治療法開発のためなら問題になるのはなぜだろう。その際、このような理由が挙げられた。

「現段階において、難病を根治的に治療することに対する、優生学的な観点を踏まえた社会的検討の結果及び国民の同意が十分得られているとはいえない」

かみ砕いて言えば、今を生きている難病患者の存在を否定することになりかねない、という趣旨だ。

調査会の議論が難航した理由の一つに、委員から「具体的にどんな病気の研究が必要なのか分からなければ、その是非を判断することはできない」との意見が相次いだことがある。

米国立生物工学情報センターが運営する遺伝性疾患に関するデータベースによると、原因遺伝子が明らかになった病気は５０００以上ある。ただし、その全てにゲノム編集が役立つのかどうかは分かっていない。

「受精卵の遺伝子改変を必要とする病気の研究リストを提出してほしい」

調査会から要請を受けたのが、日本医学会だった。

医学会副会長の飯野正光・東京大学名誉教授（薬理学）は「影響が大きく、簡単には出せない」と悩んだ。その病気の当事者や家族がどう思うのか。傷つけてしまうかもしれない。

頭に浮かんだのは、悪名高い旧優生保護法の「別表」だ。強制不妊の対象とすべき疾患を列挙し、患者らが差別されるきっかけになった。医学的に間違っているものも複数含まれていた。

内部での議論に1年をかけて、飯野さんが「病気の原因や仕組みの解明につながる可能性がある」として示したリスト。そこには、ファブリー病やミトコンドリア病、ダウン症候群など7分類34種の病名が記載された。

これらを対象にするとして、病態の解明と治療法開発を研究目的によって分けることは可能なのだろうか。両者は表裏一体で進む面もあるだろう。海外ではその時点で、受精卵の遺伝子を改変する研究が10件以上報告されていた。規制の緩い中国が多いものの、米国でも遺伝性の肥大型心筋症の原因遺伝子を修復したとの発表があるなど、治療法の開発を目指す内容も存在する。

治療法開発に成功すれば、巨額のビジネスにもつながる。

国内の研究者や政治家からは、「日本の規制が厳しくなれば、世界から遅れてしまう」と危機感を煽る声が高まり始めた。事務局を務める内閣府で慎重な議論を主導してきた官僚が、唐突に異動になる出来事もあった。

結局、調査会は２０１９年、治療法開発が目的であっても個別の研究計画ごとに審査するという条件で、受精卵の遺伝子を改変する研究に道を開いた。

「いつまでも議論をしていればいいわけではない。容認する範囲は広めに取るが、個別にチェックして適切に判断する仕組みにすれば良い」

新たに担当になった内閣府の官僚は、私たちの取材にこう答えた。

■高まる患者や家族の期待

２０２０年1月、厚生労働省の研究班による市民フォーラムが東京都内で開催され、さまざまな難病の患者団体や研究者たちがゲノム編集について正面から議論した。

目立ったのは、早期の治療法開発や臨床応用を願う患者家族の切実な声だった。

「早く治療しないと、進行性の重篤な疾患は本当につらい」

「次の子の出産を積極的に考えられない」

「きれい事ではない。つらいが息子の前では笑っていたいから頑張っている」

「慎重論の評論家は患者家族の声を知らずに言っている」

こうした率直な思い、厳しい意見が飛び交った。

そこに、絵瑠ちゃんの母・桐谷有紀さんが登壇した。

愛娘の病気が判明してから、医学に関する書籍や資料に目を通し、ゲノム編集についても知識を深めてきた。患者会でまとめ役を担い、横のつながり作りにも励んでいる。

壇上に立った有紀さんは、あまり知られていないこの病気の特徴や絵瑠ちゃんとの日々の暮らしぶりについて写真を交えて紹介した。就学や医療的ケアなど今後の不安を吐露《とろ》し、苦しい胸の内を明かした。

「自分たちは子どもが生まれて初めて保因者であることが分かりました。自分たちが原因で子どもを病気にしてしまったという責任も感じています。次の子への不安をとても感じています。そこで選択肢の一つとして治療ができるのであれば、その選択肢をなくしてほしくない」

そんな折、会場からこんな声が上がり、来場者の間にざわめきが広がった。

「ゲノム編集した子は、自分の遺伝子を継いだ子と言えるのですか」

人為的に次世代の遺伝子に手を加えることに疑問を投げかける問いだった。

有紀さんをはじめとする患者家族はショックを受けた。一部の家族は「世の中の立場で言えることと、当事者で言えることは全く違う」「評論家が言っている質問にしか聞こえない」と強く反発した。


フォーラムでは医学の研究者から「代替手段が存在する」として、受精卵へのゲノム編集に対する慎重論も出された。両親から同じ変異遺伝子を受け継ぐ場合に生じる遺伝病については、妊娠中に胎児を調べる出生前診断や、体外受精した受精卵を調べる着床前診断によって、多くの場合に発病する子の出生を防ぐことはできるからだ。

ただし、出生前診断や着床前診断は、病気や障害を理由にした胎児の選択的中絶や受精卵の排除につながるため、「命の選別」との批判がある。患者家族の一人は「複数の命の中から選ぶということに抵抗がある」と思いを語った。

先天性の代謝異常であるムコ多糖症の患者家族会は、期待する治療法を会員にアンケートで尋ね、回答した93人の2割がゲノム編集を挙げた。事務局長の川元正司さん（50）は「患者の治療はもちろん、次世代に遺伝子変異が引き継がれないようになれば」と期待を込める。

同じ先天性の代謝異常であるファブリー病の患者家族会長の原田久生さん（70）は政府

の生命倫理専門調査会の作業部会に参考人として招かれた。会員の思いを代弁し、「基礎研究と臨床応用を分けずに議論してほしい。時間がかかりすぎる。必要とする患者にどう応えていくのか」と、もどかしい思いを訴えた。

いくつかの患者団体はゲノム編集の恩恵を得られるよう、政治家や研究者にも積極的に働きかけている。

一方で、当事者の中には、受精卵のゲノム編集に慎重な見方もある。

日本難病・疾病団体協議会理事会参与の伊藤たておさん（73）は、その一人だ。幼少期に筋無力症を発症した伊藤さんは患者団体で活動を続け、同協議会の元代表理事として他の患者たちとも幅広く接してきた。

「受精卵の遺伝子を改変し、病気を持って生まれないように治療することは、優生思想に結びつく恐れがあると感じている患者団体もあります。難病治療の目的が『病気の根絶』なのか、『患者の社会参加の促進』なのかを考えることは重要です。病気は人口の一定割合で必ず発生するもので、根絶はできません。障害も同様です」

さらに、こう持論を続ける。

「私たちは、病気や障害は『あってはならないこと』ではなく、病気や障害があっても尊厳を持つ一人の人間として受け入れられる社会づくりを訴えてきました。ゲノム編集技術による難病治療を考えると、『健康で生まれ、育つことが良いこと』という価値観が強まるのではないか、と危惧しています。『社会からこの病気をなくす』という考えと、『社会にこの病気の人がいてはいけない』という考えは紙一重だからです」

■「ゲノム編集ベビー」誕生

ゲノム編集を扱う側はどう考えているのだろう。

気鋭の若手研究者で、日本ゲノム編集学会理事も務める堀田秋津・京都大学iPS細胞研究所主任研究員に会いに行った。

堀田さんは、筋力の低下が進む先天性の難病・筋ジストロフィーの患者の筋肉に特定の酵素を打ち込んでゲノム編集する遺伝子治療法の開発に取り組んでいる。患者が生まれて病気と判明した後に、原因の遺伝子変異を直接体内で治す計画だ。このため、自身の研究では受精卵の段階で遺伝子を変える必要性はない。それでも、受精卵を遺伝子改変する基礎研究自体は、受精卵が分化を続けて赤ちゃんへと育つ過程の理解や、病気の解明と治療法開発につながるなど科学的利点が大きく、積極的に進めるべきだと考えている。

「受精卵を研究に用い、遺伝子改変することを不安に思う方もいるでしょう。しかし、日本は世界有数の不妊治療大国で、余った多くの受精卵が医療機関に凍結保存されています。ごく一部は再生医療に用いるES細胞の作製に使われますが、大半は保存を終え廃棄されます。提供者の希望に応じ、破棄予定の受精卵や卵子を基礎研究に活用できるようにすれば、社会的意義があり、理解を得られると思います。研究のため新たに準備した受精卵でゲノム編集を行えば受精直後の状態が分かり、臓器などへの分化に不可欠な遺伝子を探すこともできるでしょう。将来はｉＰＳ細胞を超える、胎盤にも分化可能な新しい幹細胞を作製できる可能性さえあります」

一方で、堀田さんは「遺伝子改変した受精卵を母胎に戻すことは反対です」と明言した。ゲノム編集はまだまだ不確実な技術で、リスクが大きいとの考えからだ。

「一部の医療機関などが十分な準備もなく実施し、批判を受けて研究全体が停滞すれば、人々のためにも国益のためにもなりません」

ところが、実験室レベルの基礎研究を飛び越えて、いきなり臨床応用、つまり人の病気に対する「医療」として使ってしまった人物が現れた。

２０１８年11月、香港で開かれた「第2回ヒトゲノム編集に関する国際サミット」で、中国・南方科技大学の賀建奎《フォージェンクイ》副教授が、ゲノム編集で遺伝子改変した双子の女の子を誕生させたと自ら公表し、世界に衝撃を与えた。

賀氏が改変したのは「ＣＣＲ５」という膜たんぱく質に関わる遺伝子だ。この遺伝子に生まれながらに変異がある人は、エイズウイルス（ＨＩＶ）にほとんど感染しない特徴を持つ。賀氏は「双子の父親がＨＩＶに感染しており、子どもの遺伝子を改変してＨＩＶに耐性を持たせ、感染を防ぐためだった」と、自らの行為を正当化した。しかし、中国を含む世界各国から一斉に非難の声が上がった。

日本国内からも、日本医師会と日本医学会が連名で「極めて重大な懸念」を表明し、「今後、同様な非倫理的行為が行われることのないよう、こうした研究や医療に携わるすべての者に対して強く要請いたします」との緊急声明を出した。声明の文面には「人の尊厳を無視し、生命を軽視するものであり、国際的な倫理規範から見ても常軌を逸したもの」「人類という種に対する影響も極めて不透明であり、無責任極まりない行為」といった強い表現が並び、賀氏の暴挙を指弾している。

日本ゲノム編集学会も「事実であれば倫理規範上大きな問題で、国際的な指針に違反した行為」との声明を発表した。日本遺伝子細胞治療学会を含む関連4学会も、人の受精卵や生殖細胞のゲノム編集の臨床応用を禁止すべきだとの見解を表明した。

学術界から非難が相次いだ理由は複数ある。まず、生まれてくる子どもをHIV感染から守るために、ゲノム編集は必ずしも必要がないからだ。試薬や遠心分離機などを使えば精液からHIVを除去することは可能で、その精子で体外受精すれば済む。また、このケースでは父親だけがHIVに感染しているが、父母ともに陽性だったとしても、帝王切開すれば生まれてくる子どものHIV感染をほぼ確実に避けることはできる。

さらに技術的にも、まだ不確実で安全とは言い切れない。受精卵をゲノム編集した際に、狙った場所とは異なる遺伝子を改変してしまう「オフターゲット」や、狙い通り改変できた細胞とできなかった細胞が入り交じる「モザイク」が起きる恐れがある。その上、遺伝子を改変した細胞はがん化する恐れが高まったり、賀氏が手がけた遺伝子の変異があると感染症による死亡率が上がったりするとの研究成果も報告されている。

このため、賀氏の行為は人体実験であり、営利目的の暴走とみなされた。中国の裁判で懲役3年、罰金300万元（約4700万円）の判決が言い渡された。賀氏によるゲノム編集を経て生まれた子どもは双子の他にもう1人いたことも判明した。だが、3人の「ゲノム編集ベビー」の健康状態に問題がないのかどうか、情報が公開されておらず真相は謎のままだ。

■「人類の品種改良」危惧

学術界からの批判を改めて確認すると、主な理由は▽医学上の必要性がない▽予想外の変異やがん化の恐れなど、技術的な安全性が未確立なのに実施した――というものだ。しかし、将来の臨床応用の可能性は一切否定していない。

実は海外では、その将来について積極的な議論が繰り広げられている。

米国科学アカデミーと医学アカデミーは2017年、10項目の条件を満たす場合に、遺伝子を改変した受精卵での子どもの誕生は「認められる可能性がある」とする報告書をまとめた。

10項目の条件とは「代替手段がない」「重篤な病気や病状の原因の遺伝子に限る」「個人の自律を尊重し、数世代にわたる追跡調査ができる」といった厳格な内容だ。それでも、許容する道を開いたことは専門家の間に波紋を広げた。この報告書をまとめた委員会には、米国だけでなく、中国やイギリス、カナダ、フランス、イスラエルの研究者も名を連ねている。条件の中の「代替手段」や「重篤な病気や病状」とは何なのかなど、突き詰めると曖昧な面はあり、報告書も異なる文化や社会によって解釈に違いが出ることを認めている。

医学倫理で名高い英国のナフィールド生命倫理評議会も２０１８年、遺伝子を改変した受精卵での子どもの誕生は「条件付きで許容され得る」との見解を示した。評議会が挙げた条件は「将来の子の福祉に反しない」「社会での格差、差別、分断を増大させない」というもの。一方で、広く用いると▽障害者への差別を強める▽ゲノム編集で子を持つことが「普通」となり親に圧力がかかる▽遺伝的な多様性が失われる――といった危険性も指摘している。

世界保健機関（ＷＨＯ）は２０１９年、ゲノム編集による受精卵の遺伝子改変について世界15カ国の研究者18人からなる専門委員会を設置し、国際ルールの検討を始めた。米国科学アカデミーと英国王立協会も同じく、遺伝子改変した受精卵から子どもを誕生させる行為を巡り、国際的な指針に向けた議論を始めている。

こうした海外の積極的な動きと比べ、日本では議論が深まっていない。

日本哲学会・倫理学会・宗教学会の文系3学会は、賀氏の行為に対して共同で声明を発表し、「遺伝子改変が世代を超えて不可逆的に子孫に伝わり、人類という種をゲノムのレベルで変えていくことの始まりになりかねない」「このことの是非は医学者・科学者や特定疾患の患者や関係者だけに関わるのではなく、人類全体の未来に関わるきわめて重い倫理的問題」と強い危機感を表明した。さらに、「デザイナーベイビーというような事態が展開すれば、人類の育種（品種改良：引用者注）、あるいは優生学的な改変につながる」と訴え、遺伝子を改変した受精卵で子どもを誕生させる行為に対する法規制を求めた。

ゲノム編集の問題点を問う香川知晶《ちあき》・山梨大学名誉教授（倫理学）は警鐘を鳴らす。「『特定の重い病気の患者のため』という反論しにくい理屈が突破口となり、際限なく進むことを危惧する。研究優先の風潮で難病患者の期待を利用してはならない」

しかし、懸念をよそに技術開発の勢いが衰える様子はない。

直近では遺伝情報の最少単位である塩基を1つだけ書き換える「ベース・エディティング（1塩基編集）」と呼ばれる技術が登場した。「切らないゲノム編集」とも呼ばれるこの手法は、従来のゲノム編集と比べ、より精密に遺伝子を改変できると目されている。遺伝子改変技術はダウドナ博士が驚くほどの速さで日進月歩を続ける。技術の安全性が確立された時、私たちはどこまで用いるのか問われることになる。

不妊治療が盛んな日本は受精卵が手に入りやすく、ゲノム編集の乱用が起きやすい環境にある。早期に規制すべきだと多くの専門家が指摘してきた。中国でのゲノム編集ベビー誕生を受けて、政府は同様の行為を禁止する法案を検討したが、２０２０年になっても国会提出の見通しは立たず、日本は法規制がない状態が続いている。

■「遺伝子プール」の多様性

初詣や七五三をはじめ、さまざまな場面で人は健康を願う。病気やけがをせず健康で過ごすことは、素朴な望みだろう。しかし、国家や人類全体として健康を追求していくことは、また別の意味を持ってくる。「生物は一つの方向で純化すると環境変化によって全滅してしまう。人類も遺伝子のレパートリーを多く抱えていた方がよい」

2018年11月、群馬県前橋市であった「日本健康学会」の総会で、筑波大学の本田靖教授（環境保健学）はこう強調した。本田さんが触れたのは、多様な遺伝子が存在する人類の「遺伝子プール」に対する影響だ。

遺伝子プールとは集団遺伝学の用語で、これが大きいほど遺伝的に多様性に富んでいると考える。例えば、黒人に多い「鎌状赤血球症」という遺伝病がある。赤血球が鎌のような形となり、酸素を運ぶ機能が低下して慢性貧血を起こすのが特徴だが、この病気になる人は蚊が媒介する感染症のマラリアに抵抗性を持つ。マラリア原虫を持つ蚊が多く生息するアフリカでは、鎌状赤血球症の原因となる遺伝子変異を持つ方が生存に有利になる。このため、進化の過程で維持されてきたと考えられている。

賀氏がゲノム編集で改変したCCR5遺伝子も同じことが言える。この遺伝子に変異があればHIV感染を防ぐことができる反面、1999年に米国で大流行して多くの死者を出した新興感染症の西ナイル熱にかかりやすくなる。個人レベルでどちらが望ましいかは、その人の生活状況によって一概に言い切れないが、人類全体で考えれば、遺伝子プールは画一的でない方が望ましいだろう。

ゲノム編集で受精卵の遺伝子改変を繰り返せば、遺伝子プールに手を加えることになる。専門家の間では「人類の多様性が損なわれる」「いや影響は限定的だ」と議論が分かれている。

本田さんが登壇した日本健康学会は、その前年まで「日本民族衛生学会」という名前だった。満州事変が勃発《ぼっぱつ》する前年の1930年に創設され、国内での優生学確立に中心的役割を果たした歴史を持つ。

民族衛生学会の創設を主導し初代理事長を務めたのは、東京帝国大学教授で生理学者の永井潜《ひそむ》（1876〜1957年）だ。そこに、東京帝大の同僚教授で戦前を代表する精神医学者の三宅鑛一《こういち》や、後に犯罪学の第一人者となる吉益脩夫《しゅうふ》といった当時一線の研究者が加わった。

大日本帝国として欧米列強と競い、富国強兵が求められた時代。永井は、「望ましくない」とされる人々が「望ましい」とされる人よりも増える「民族の逆淘汰」に強い危機感を持ち、世俗的だった優生思想を学問として究めようとした。学会誌の創刊号で優生学の祖であるフランシス・ゴルトンを「偉大なる天才」と称賛し、「民族衛生学の使命は、民族としての人間本質の改善に外《ほか》ならない」と説いた。

「民族全体の発展」を願った永井らは、ナチス・ドイツの断種法に倣《なら》い、遺伝病の人々を不妊手術の対象とする法案を1936年に起草して国会議員に働きかけた。日本で初めて「優生」を冠し、後に優生保護法となる国民優生法（1940〜1948年）の誕生につながった。

■「健康」と「優生」の距離

戦前に日本の優生学確立と立法の推進役を果たした学会だったが、中心人物の永井が当時植民地だった台湾、さらに中国の大学に転じると、路線が徐々に変わった。戦後になると、公衆衛生学や保健学などから人々の健康を幅広く考える学会となった。優生色が強まった旧優生保護法の制定に関与した形跡は確認されていない。次第に学会の会員たちも若返り、ルーツは省みられなくなっていた。

それでも、古参のメンバーは複雑な思いを抱えていた。

「ずっと重荷を背負っている感覚だった。優生学には絶対戻らないとの共通認識があったが、恩師や先輩の過去は問えなかった」

創設から90年を経て、学会は自らの歩みの自己検証を始めることにした。中心を担う学会理事の門司和彦・長崎大学教授（人類生態学）は思いを語る。

「『集団の健康』を考えた先人たちが、結果的に個人の人権を踏みにじってしまった。健康への関心が高まり、医療技術も進歩している。だが、健康が絶対視されすぎると不健康な人を排除する方向に向かいかねない。そうならないために過去を知らなければならない」

「健康」という概念は、価値観に左右され、人や時代によって変わりうる。学会が自らの歴史を検証する理由だ。

門司さんらは議論の末に、検証結果をまとめた。国民優生法から旧優生保護法に引き継がれ、障害のある人々に不妊手術を強制する根拠となった「優生条項」の成立について、学会の責任を認めた。

「根拠のない優劣の判断に基づいて、多くの人が享受できたはずの自由と権利を奪えると考えた点は、現在の科学（保健学）的・社会的視点からは厳しく批判されるべき」

報告書はこのように厳しく断じた。そして、「現在の私たちは優生法の罠にはまることはないかもしれないが、別のまだ自覚されない様々な過ちに向かって歩む可能性がある」と警鐘を鳴らした。

ただ、初期の学会の過ちはどうして起きたのか、これからどうすれば罠にはまらず視野を健全に保てるのか。議論はしたものの結論を導くことはできなかった。

健康学会はさらに問いを続けることにしている。

■医学会検証の結末

一方、旧優生保護法の下での強制不妊手術への医学者や学会の関与について検証をしてきた日本医学会連合。こちらの作業は難航した。

検証を進めるため、各界代表の12人で構成する検討会を設置した。座長に就いたのは、医学会連合の研究倫理委員長の市川家國・信州大学特任教授（研究倫理）。米国で20年以上の臨床や研究の経験があり、日米の医療倫理に通じている。世間を騒がせた理化学研究所のＳＴＡＰ細胞捏造《ねつぞう》事件の検証に携わった経歴も持つ。「米国で深刻な人種差別を経験してきた。弱者の気持ちは他の人よりは分かるつもりだ」。そう意気込んでいた。

強制不妊の推進には複数の学会や医療者組織が関わった。強制不妊は精神障害者や知的障害者を主な対象としており、精神科医が都道府県の優生保護審査会に手術を申請し、審査会委員も務めた。優生保護法の議員立法を実現させたのは、産婦人科医でもあった国会議員たち。法に基づく不妊手術や人工妊娠中絶を担ったのも産婦人科医たちだった。

しかし、関与した全ての学会が検証に積極的というわけではない。

「当時は優生思想を反映した法律があり、法に基づいて国や親からの要望に応えたまでのこと。それを現在の価値観によって、後付けで批判されるのはおかしい」

ある学会幹部はこう反発した。

市川さんらの検討会は、強制不妊の被害者と会って話を聞いた。旧優生保護法の歴史に詳しい外部の専門家にもヒアリングをし、海外の事例も参考に議論を重ねた。だが、検証に対する考え方の違いで、複数の委員が途中で入れ替わるなど混乱も続いた。

１年を超す検証作業の末に、次のように結論づけた。

「医学・医療関係者が、旧優生保護法の制定に関与し、その運用に携わり、また、医療倫理や人権思想が浸透してきた後も、この法律の問題性を放置してきたことは誠に遺憾である。法改正後においても強制不妊手術の被害救済に向けて直ちに行動を起こさなかったことに対する深い反省と、被害者及びその関係者に対し心からのお詫びの表明が求められる」

長くタブーとされてきた「負の歴史」に向き合い、医学界の誤りをはっきりと認めたのは、深刻な人権侵害を二度と繰り返さないための大きな一歩に違いない。

一方で、医療倫理や人権思想が浸透した１９７０年代以降に諸外国が優生政策を廃止したにもかかわらず、なぜ日本だけ旧優生保護法が放置され被害が拡大したのか。なぜ１９９６年の法改正後も被害者救済に向けて動かなかったのか。すでに判明している歴史的事実から先に踏み込むことはしなかった。

それでも、各学会はその当時、それぞれ別の問題への対応に注力し、強制不妊の問題に目が向かなかったこと▽医学界の一部には問題視する声があったが、社会全体に対する発信力として十分ではなかったこと▽医学教育が十分ではなく、多くの医療者が旧優生保護法を学ぶ機会がなかったこと——など、考えられる原因を挙げた。

人を救うはずの医学が道を誤った明確な事情は見えてこないが、こうした不作為の積み重ねで起きうるということは一つの教訓と言える。

そして、当初大きな目標に掲げていた、今回の検証成果を現代の課題の指針とする試みは道半ばとなった。

「出生前診断や遺伝学的検査、先端的生殖医療、ゲノム編集を含む遺伝子治療などの分野がその実施に際し非倫理的な方向に進まないよう、(中略)多方面からの検討が必要である」

検証報告書はこう言及したものの、具体的な内容を盛り込むことはできなかった。

市川さんは、らい予防法に基づく隔離政策で差別を受けたハンセン病患者を療養所に訪ねて、誤りを繰り返さないための糸口を探ろうと模索した。しかし、「残念だが、時間も力量も足りなかった」と肩を落とした。

辛うじて、将来の提言に次の言葉を盛り込み、今後の議論継続に期待を託した。

「強制不妊手術と同様の事案が将来、発生することがないよう社会的に影響が大きい問題に遭遇した際に、学会横断的な医学的・医療的判断を検討する組織の発足が望まれる」

■人の可能性は決まらない

季節が巡り、東京都心に再び桜がほころんだ。穏やかな春の陽気が包む大学病院の小児病棟に、桐谷有紀さんの笑顔があった。

この日は入院していた絵瑠ちゃんの退院日。容態が一時悪化したものの活力を取り戻し、再び自宅に戻れることになったのだ。

酸素吸入器とパルスオキシメーターを備えた大きな車椅子に乗って病室を出た絵瑠ちゃん。顔色は良く、伸びた髪をお団子状に束ねて、きれいな紫色のリボンで止めている。酸素ボンベなど多くの荷物を抱えた有紀さんは迎えの介護タクシーを待つ間、ベンチに座り、絵瑠ちゃんの瞳からこぼれる涙をそっと拭いた。

「最近、『ガタカ』をもう一度観たんです。以前は単純に楽しく観ていたけれど、こんなに身近に感じるようになるとは思いませんでした」

有紀さんはふいに、ＳＦ映画の名作として知られる「ＧＡＴＴＡＣＡ（ガタカ）」（米国・１９９７年製作）について話し始めた。

舞台は、遺伝子操作によって管理された近未来。そこでは遺伝子操作で優れた知能と体力、外見を持って生まれた者が「適正者」で、自然妊娠で生まれた「不適正者」は劣る存在だ。物語は、「不適正者」として生まれた主人公の青年が「適正者」になりすまし、宇宙飛行士になる夢に向かって努力し続ける姿を追う。

劇中、遺伝子の優劣は鮮明で残酷だ。「不適正者」は生まれながらにして差別に遭う。

「もちろん、こういう世界はあってはならないと思います。人間の欲はキリがないから。もっと頭がいいとかハンサムにとかできるのなら、そうしてほしいって思うかもしれない。そこへの歯止めが必要なのはよく分かります」

そう話す有紀さんが、映画を見直して気づいたことがある。

主人公の青年に協力する友人は水泳の金メダル候補という華やかな経歴を持つが、銀メダルに終わったトラウマを抱え続け、事故で脚の自由を失い、選手生命を絶たれてしまう。青年の恋人になる女性は、適正者のはずが心臓を患い、自分より優秀な同僚の遺伝子に嫉妬してしまう。

どんなに遺伝子を操作しても完璧はあり得ない。さらには、遺伝子だけで人の可能性は決まらない。そんなメッセージが込められていた。

「選ばれた人たちの間にも能力差があって、優劣を競うんですよね。やっぱり、人間の欲はキリがない」

そう言って微笑むと、少し伏し目がちにこう続けた。

「でも私が望むのは、この病気になる遺伝子だけ治すこと。それだけなんです」

久しぶりに自宅へと戻った絵瑠ちゃんの表情は、どことなくリラックスしているように見えた。リビングの中央にある有紀さんこだわりのベッドに横になり、訪問の看護師にケアをしてもらっている。

数日後、大きな車椅子に乗って保育園を訪ね、ささやかな卒園式をしてもらうことができた。グレーと黒の洋服でおめかしした絵瑠ちゃんは、保育士から花束とともに、「そつえんおめでとう」と書かれたウサギのイラスト付きの記念品が贈られた。

この春、絵瑠ちゃんは小学生になった。

第5章　「命の線引き」基準を決める議論　受精卵診断の対象拡大

■16年ぶりの転換点

会議室の空気が張り詰めていた。２０２０年１月25日、東京・丸の内にある高層ビルの15階。日本産科婦人科学会（日産婦）による16年ぶりの倫理審議会が始まろうとしていた。扱う議題は「着床前診断（受精卵診断）」の本格拡大。大きな転換点を前に、審議委員たちの顔にも緊張の色が浮かんでいる。

着床前診断は、体外受精で作った複数の受精卵を検査して、特定の病気に関わる変異がないものだけを選んで子宮に戻す医療技術だ。精子と卵子は一つになると細胞分裂を始め、2つ、4つ、8つ……と分かれていく。分裂の途中で一部の細胞を取り出して遺伝子や染色体の変異がないかどうかを分析する。

日産婦は１９９８年10月、会告で「着床前診断に関する見解」を発表。「重篤な遺伝性疾患」の子どもが生まれる可能性がある場合に限って解禁した。しかし、変異のある受精

日本産科婦人科学会の「倫理審議会」初会合

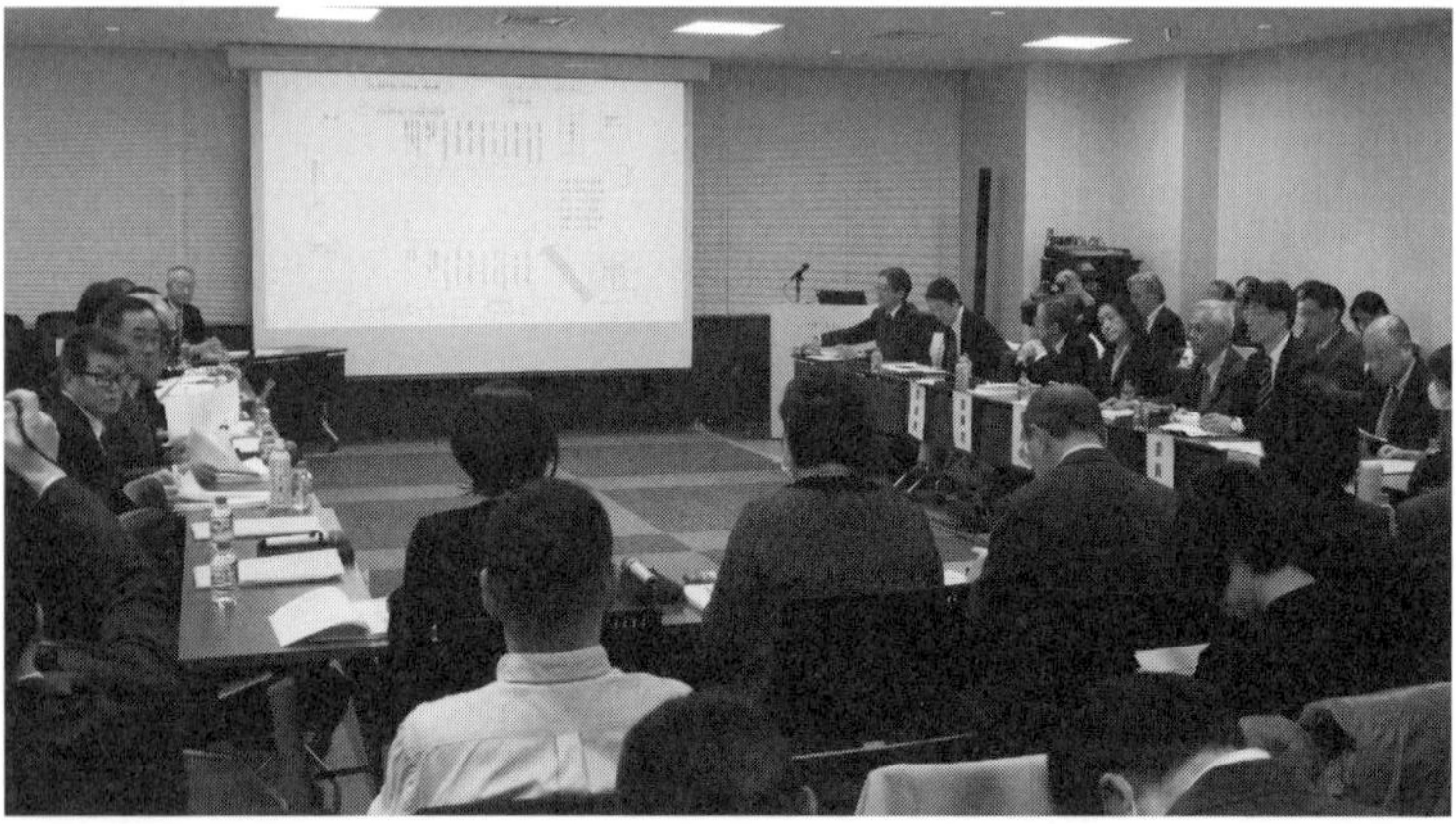

卵を選別して捨てることになるため、「命に優劣を付ける行為だ」「同じ病の人々の存在否定になる」といった強い反発があり、社会的な論争を巻き起こした。

久々に設けられた倫理審議会は、その対象拡大の是非を検討する場だ。それは、まさしく「命の線引きの基準」を決める議論と言える。

それだけに日産婦は、開催の前から神経を尖らせた。審議会の傍聴者は関連学会と特定の患者会に限定した。報道機関には「自由な議論を妨げないため」委員の氏名を報じないよう要請し、「委員の意見は団体を代表してではなく個人の意見だ」とクギを刺した。当初は写真や映像の撮影も認めないと言い張り、一部メディアともめる一幕もあった。

「命の誕生」を担う産科領域の学術団体である日産婦は、これまでも生殖技術が進歩するたびに倫理的な難問に向き合ってきた。普段は内部に設けた非公開の倫理委員会で話し合うが、一学会では抱えきれない、また抱えるべきではない重大なテーマの場合に、外部の有識者に諮問する倫理審議会を設けることがある。

過去には3回設置され、卵子提供や精子提供で出産を目指す「非配偶者間の体外受精」、別の女性に妊娠・出産してもらう「代理懐胎（代理母出産）」の是非などを検討した。3回目に扱われたのが「着床前診断」で、２００4年に前述の日産婦の見解は「妥当」と認める答申を出した。今回はそれ以来のことだ。

前年の夏に日産婦理事長の立場を引き継いだ木村正・大阪大学教授（生殖医学）は会議の冒頭、開催の趣旨をこう述べた。

「以前より遺伝子の検査が短時間ではるかに安くできるようになった。１９９０年代末から２０００年代初めに作ったルールで着床前診断をやってきたが、本当に今のままでいいのか、われわれだけで議論して決めていいのか疑問に思った。さまざまな分野の先生から幅広く忌憚《きたん》のない意見をうかがいたい」

そして、今回の審議会の基本原則を掲げた。

「生まれてくる子の福祉を優先する」

「リプロダクティブ・ヘルス／ライツ（性と生殖に関する健康と権利）を守る」

「優生思想を排除する」

「商業主義を排除する」

これらは着床前診断を巡るこれまでの論争とトラブルの歴史を物語る。

ひとしきり説明を終えると、日産婦が作った診断対象の拡大案を、前方のスライドに映し出した。

始まった審議を、会議室の片隅で傍聴する一人の女性がいた。

電動車椅子に乗り、鋭い視線を送っていた女性は、心なしか震えて見えた。議論が中盤に差し掛かろうとする頃、静かに後方の扉を開け、会場から立ち去った。

■「遺伝病は悪ですか?」

その女性は、見形信子さん(50)という。埼玉県のNPO法人「自立生活センターくれぱす」で事務局長を務め、自身と同じように地域で自立生活を目指す障害者たちの相談に乗るピアカウンセラーとして活動している。

筋力が徐々に低下する遺伝性難病「脊髄《せきずい》性筋萎縮症」の見形さん。高校時代は、国立療養所に入院しながら併設の養護学校で学んだ。病状が進行し、現在動かすことができるのは右手だけ。小さい頃は大好きな本のページを自分でめくれていたが、今は難しくなった。

介護を受けながら自立生活を続け、各地の学校や集会の招きに応じて講演活動に赴く。音楽集団「歩笑夢《ポエム》」を結成してバンド活動にも取り組んでいる。先天性神経難病の患者らでつくる団体「神経筋疾患ネットワーク」代表として、障害者の自立支援や権利擁護を訴

着床前診断の対象拡大反対を訴える見形信子さん（右）

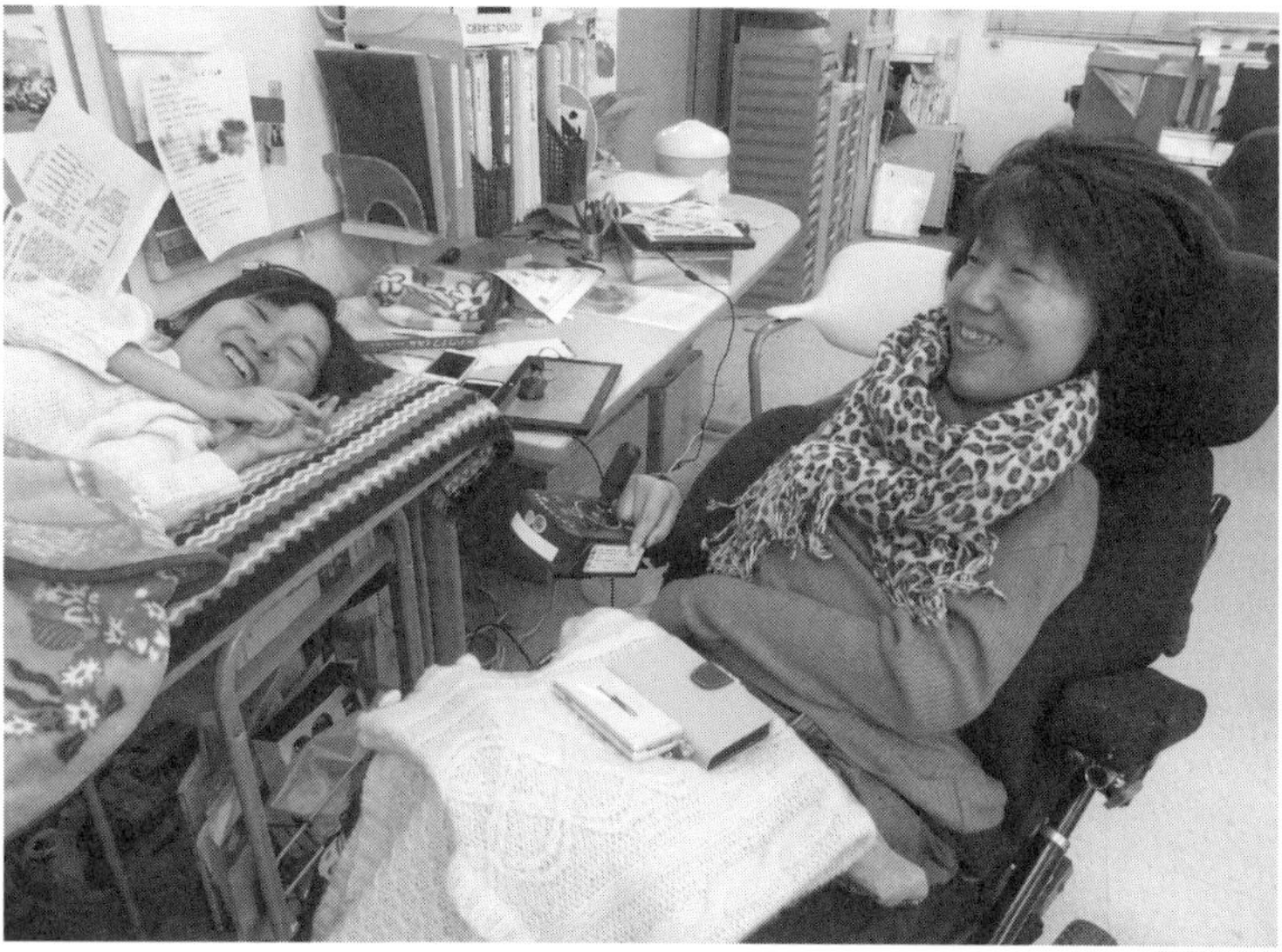

える活動にも精力的だ。

以前から見形さんを知っている私たちは、今回のような会合を最後まで見届けない姿が意外だった。「どうして途中退席されたのですか」。後日、理由を尋ねた。

「重篤な障害のある一人として、どんな病気の人を削除していくのかという議論がとても辛く苦しかったから」

そう答えた見形さんは、切実な思いをつづった長文のメールを送ってくれた。

「人間というか、モノをふるい分けするパネラーの発表が聞くに堪えがたいものでした。命の選別の議論に立ち会うしんどさは計り知れません。途中から気持ちが悪くなり、帰りました。自分がここにいる意味を感じなかったからです。誰を殺傷の対象にするかの話に自分が何の反応もできず、反論すらできず、自分の存在を否定され続ける、その場にいることはできませんでした」

文面はさらに続いた。

「遺伝病は悪ですか？　交通事故やその他突発の病で命を落とすリスクは誰にでもあります。人は誰でも生まれたら生きる権利があるということが全てです。生まれた瞬間からどんな障害や疾病があっても生命を維持するための医療があると考えます。私たちネットワークはどんな理由があっても命の選別はＮＯです」

見形さんをはじめとする神経筋疾患ネットワークのメンバーが、こうした思いを表明するのは初めてではない。もう10年以上、「命の選別」への反対を訴え続けている。

２０１６年、神奈川県相模原市の障害者施設「津久井やまゆり園」で入所者ら45人が殺傷された事件は、植松聖死刑囚（当時26）の「障害者は不幸を作ることしかできない」といった差別的言動に批判が集まった。世間で「優生思想だ」と彼を非難する声が高まる中、見形さんたちはこんな声明を発表した。

「『障害者はいなくなればいい』という考えは、今の社会で荒唐無稽《こうとうむけい》なものになり得ているでしょうか」

問いかけたのは、着床前診断や新型出生前診断（ＮＩＰＴ）が急速に広がっていく現実。

それを進める医療者や企業と、黙認し、受容している社会のあり方についてだ。「この流れを止めるにはもっと声を集め、世論を動かしていかなければ。もどかしくて仕方ありません」。見形さんは唇をかんだ。

■「重篤」とは誰が決めるのか

1998年に着床前診断を解禁した日産婦だが、21世紀に入っても反対運動は収まらず、メディアでの論争も続いた。診断対象を「重篤な遺伝性疾患」に限ったものの、「そもそも重篤なら選別しても良いのか」という根本的な批判もあった。

第1例の承認を出したのは2004年のこと。全身の筋肉が衰えていく難病「デュシェンヌ型筋ジストロフィー」の子どもを過去に出産した夫婦を対象とする、慶応大学からの申請だった。

この時、筋肉が萎縮していく「筋強直性ジストロフィー（当時の名称は筋緊張性ジストロフィー）」を発症した夫とその妻の出産に対する申請が名古屋市立大学からもあったが、却下している。発症時期や症状に幅があることを理由に承認しなかった。世論の動向をうかがいながら、医療者側も非常に慎重だった。

だが、申請が増えれば、判断に迷う例が多くなるのは目に見えていた。問題は「重篤な遺伝性疾患」という線引きの曖昧さにある。

何らかの病気の人を見て、ある人は「重篤」だと感じても、別の人がそう思うとは限らないだろう。医療や福祉制度、支援の体制が整っているかどうかにも左右されるかもしれない。医学が進歩してその病気の治療法が見つかれば、また話は変わってくる。

「重篤」かどうかは、誰が、何を根拠に、どう決めるのだろう。

哲学的とも言える問い。だが、学術団体として解禁を決めた日産婦としては、基準を作るしかない。診断は臨床研究として医療機関から申請を受け付け、1例ずつ審査して可否を判断しなければならないからだ。

そこで、内部の専門委員会は、内規で次のように定義を決めた。

「成人に達する以前に日常生活を強く損なう症状が出現したり死亡する疾患」

しかし、「成人に達する以前に日常生活を強く損なう症状」というのも、解釈に幅がありそうだ。このため、「死亡に至らないまでも、人工呼吸器を必要とするなど、生命維持が極めて困難な状態」を目安に進めることにした。

解禁当初は新聞各紙が1面で扱うなど大きな注目を集めたが、次第に世間の関心は薄れ、その間に承認例は増えていった。2018年には臨床研究から医療行為へと位置づけを変え、審査手順を簡略化したことで件数が一気に増えた。

2019年10月までに累計で238件の申請があり、日産婦は210件を認めている。対象は一部の筋ジストロフィーのほか、骨の異常で呼吸ができなくなったり、アンモニアが蓄積してこん睡状態になったりする重い神経筋疾患や代謝性疾患など。同じ病名でも症状にばらつきはあるが、特定の遺伝子変異が原因で、全て命が危ぶまれるケースに限ってきた。

■「失明の恐れ」も親は切実

そんな着床前診断の対象拡大が検討されることになったきっかけは、遺伝性の小児がん「網膜芽細胞腫《もうまくがさいぼうしゅ》」の患者から出された申請だった。

この病気は目の奥にある網膜にできる悪性腫瘍で、日本で発症するのは年間70～90人とされる。症状には個人差があり、進行して失明する人もいるが、視力に大きな問題が生じない人もいる。適切に治療をすれば、命に関わる例はまれだ。

このため、日産婦は内部で検討し、申請を一度は退けた。

ところが、患者会が結成され、「正しい知識を得た上で希望すれば、着床前診断という選択肢を選べる社会にすべきだ」と訴える質問書とともに再申請されたことで、風向きが変わった。２０１９年８月、日産婦の倫理委員会は大きくもめた。「重篤な病気の捉え方はさまざまだ」と容認する意見の一方、「歯止めが利かなくなる」と対象疾患の急拡大を危ぶむ声も強く、結論は出せなかった。

この過程で、「重篤」を定義した内規や解釈が日産婦内でも認知されていなかったことが、混乱に拍車をかけた。内規をひそかに変えたと誤解した報道が出たこともあり、「議論の過程が不透明」と批判が集まった。「このまま申請者の理解を得られなければ、訴訟になる恐れがある」。日産婦理事の一人は危機感を募らせた。

外部の識者を加えた倫理審議会を設け、公開の場で議論することになったのは、こうした経緯からだった。


日産婦に対象疾患の再検討を促す問題提起をしたのは、大阪市内に住む会社員の野口麻衣子さん（37）だ。野口さんは生後すぐに網膜芽細胞腫と診断され、右目を摘出した。左目にも腫瘍が見つかったが、治療に成功した。日常生活に支障はないが、片目は義眼で、時に容姿をからかわれることがあるという。現在、夫（34）と長男（5）、次男（3）と4人暮らし。仕事と家庭の両立で忙しい日々を送っている。

結婚して子どもを持つことを考えたときから、病気の遺伝がずっと不安だった。防ぐ手立てを探して着床前診断を知り、いくつもの医療機関に相談したが、「対象外なので、どうすることもできない」と相手にされなかった。長男には遺伝しなかったことで、不安が少しやわらいだ。次男を妊娠した時には「遺伝したとしても、早期発見、早期治療ができるなら、私のように目を摘出しないで済むだろう」と思っていた。

「でも、それは甘い考えでした」

次男を出産してわずか3週間後。長男に離乳食を食べさせているとき、傍らの次男の瞳に反射して光る白い濁りが見えた。「まさか……」。慌てて病院に連れて行ったが、既にがんは深く成長し、視神経にまで接していた。

「トンカチで頭を殴られたような衝撃。青天のへきれきとは、こういうことを言うんだと思いました」

１年半にわたり、東京の国立がん研究センターまで通院し、眼球温存治療で摘出は免れた。それでも、両目ともがんの痕が石灰化し、ほとんど見えない状態になった。

「自分のせいで、子どもの視力を奪った。十字架を背負わせてしまった」

悔やみ、自分を責めた野口さんは２０１８年４月、日産婦に着床前診断を申請した。

着床前診断を望むのは、３人目の出産に際し、「遺伝するかしないか『賭け』のような出産はもうしたくない」からだ。また、「子どもが成長して出産を考えるとき、同じつらい思いを絶対にさせたくない」と胸中を明かす。

反対意見があることは、よく理解している。

「着床前診断を求めるのも当事者、反対するのも当事者です。私も当事者だから、反対する人の気持ちも分かるつもりです。だから安易にすべき技術ではないし、全員にしてはいけませんが、希望者には選択肢として認められる時代になってほしい」

当事者間の立場の違いはどこから来るのだろう。そんな疑問を口にすると、野口さんは悩みながらも率直な思いを語った。

「着床前診断をすることが、自分や子どもの存在を否定することにはならないと私は思うんです。もし健康な自分と、この病を持った自分のどちらかを選べるなら、私は迷わず健康な自分を選ぶから」

■「綺麗事では生きていけない」

野口さんが共同代表を務める網膜芽細胞腫の患者会「ＲＢピアサポートの会」は、会員や他の遺伝病の患者家族に、自らの病気を着床前診断の対象に含めることの賛否を調査した。質問に答えた１１５人の大半が「賛成」だった。

回答には、他の遺伝病の患者家族からも切実な思いがつづられた。

「賛成」と答えた中部地方の40代女性は、夫（39）が「ハンチントン病」だ。今は発症していないが、やがて脳の神経細胞が徐々に破壊され、自分の意思とは関係なく体が動く舞踏運動が起きる可能性が高い。優性遺伝の病気のため、子どもには半々の確率で受け継がれる。「遺伝していた場合、ほぼ１００％発症するにもかかわらず、発症の時期が成人以降の可能性が高いというだけで着床前診断の適用から外れることに疑問を感じる」と、対象の拡大を求めている。

軟骨細胞の変異による低身長が特徴の難病「軟骨無形成症」の1歳長男を持つ中部地方の女性（31）も「賛成」と答えた。命が危ぶまれる病気ではないが、手足が短く欲しいものに手が届かないなど「日常生活に著しい支障を感じる」という。「障害児育児は甘いものではありません。綺麗事では生きていけません。愛おしいと思う分、悲しくて辛い」と訴える。

7歳の娘が同じく軟骨無形成症という中国四国地方の女性（33）は「どちらとも言えな

い」と答えた。「賛成することは娘の存在を否定するような気持ちになるから」だという。それでも思いは揺れている。「私は娘がこの病気をもって生まれてきていろんなことを学ばせてもらったし、もう病気もひっくるめて娘が大好きです。でも、娘が将来子どもを欲しいと思った時にどう思うのかは私には分かりません」

■「踏み込んで回答を」

16年ぶりに開かれた倫理審議会。議論を担う委員は、日産婦が委嘱した医学系の専門家14人と人文社会科学系の専門家13人の計27人だ。医学系には日産婦のほか、小児科や人類遺伝学などの代表者が入り、人文系には倫理学、社会学、法学のほか、看護学などの有識者もこちらに含まれた。

審議会に先立ち、日産婦はこの27人に事前アンケートをとった。

内容は、日常生活に支障が出る恐れがある6種類の病気の具体的状況を例示し、それぞれを着床前診断の対象として良いかどうかの賛否と、その理由を問うもの。気軽に答えられる代物ではなかったが、それでも日産婦は敢えて明確な回答を求めた。

アンケートの依頼状には「基準自体の見直しは必要か、必要ではないか？　必要であるならどのように？　まで踏み込んでご回答いただきたいと思います」と、わざわざ大きく朱書きで強調していた。

委員たちの戸惑いにもかかわらず強く迫ったのは、日産婦としても積年の不満があるからだ。イギリスやフランスをはじめ、欧州では着床前診断の是非や運用を法律で定めている国が少なくない。日産婦も国によるルール作りを求めてきたが、国は動かず、やむなく判断の責任も非難も引き受けてきたという自負がある。「われわれの苦労を思えば、中途半端な態度でお茶を濁すことはできないはずだ」。そんな思いが行間からにじんでいた。

各委員が回答した結果は、理由や意見も含めてA4版160ページの量になった。

例示した6種類の病気のうち、①網膜芽細胞腫②ベッカー型筋ジストロフィー③脊髄小脳変性症3型④デュシェンヌ型筋ジストロフィー⑤フィンランド型ネフローゼ症候群——の5つについては、医学系、人文系ともに「賛成」が過半数を占めた。

同じ病名でも重症度や遺伝の可能性は一様ではなく、無条件で認めるという意味ではないが、④以外はこれまで対象外だったものだ。②は症状の幅が大きく、高齢になるまで筋力が低下しない場合もある。③は成人になって発症することが多い。⑤は腎移植をすれば生活はできる。そうは言っても、これらも「重篤」とみなす意見が多数ということになる。

このうち①網膜芽細胞腫の検討例として示されたのは、本人が患者で片目を摘出し、1人目の子どもにも遺伝した女性が2人目の子どもを望むケースについて。野口さんの境遇に一部重なる条件と言える。「賛成」の意見には、こんな理由が並んだ。

「生活の質を基準に置けば、反対する理由が多いとは考えられない」

「家族にとっては、視力障害、失明だけでなく、二次がん発症の可能性も高く、重篤な疾患である」

「当事者の自己決定を尊重すべきだ」

一方、「反対」や「不明」の意見では、こんな理由が挙げられた。

「大変さは疾患そのものによって生じる困難だけではなく、社会制度の不備、差別、偏見、心理的サポートがないこと、医療へのアクセスの困難などの問題が絡み合って形成される」

「子孫にその遺伝子を伝えたくないという気持ちを否定するものではない。ただ、その女性は自分が生まれなかった方が良かったということになるのでしょうか」

とはいえ、「賛成」「反対」と答えた中にも、それぞれ反対側の考えに理解を示す意見があった。人文系の委員は「不明」や空欄が目立ち、割り切れなさも伝わってきた。

■乳がんまでが対象に？

はっきりと賛否が割れたのは、遺伝性の乳がんや卵巣がんの原因となる遺伝子変異だ。「BRCA」と呼ばれるがん抑制遺伝子の一つで、この変異が見つかった米国の俳優アンジェリーナ・ジョリーさんが予防のために乳房を切除したことで広く知られるようになった。変異は2種類あり、生まれつきどちらかあるいは両方の変異を持つ人は発がんリスクが高まることが分かっている。ただし、変異があっても必ず乳がんや卵巣がんになるとは限らず、発病しないままの人もいる。

このケースでは、医学の専門家は「賛成」「反対」が同数となり、人文社会系の専門家は「反対」が過半数を占めた。

論点はいくつもあるが、判断が分かれた大きなポイントは、発症しやすい年齢と、発がんリスクの捉え方にある。乳がんは25歳ごろから、卵巣がんは40歳ごろから発症の可能性が高まる。両親のどちらかに遺伝子変異がある場合、子どもが受け継ぐ確率は50％。必ず遺伝するわけではなく、がんになっても病巣を摘出したり、アンジェリーナ・ジョリーさんのように成人してから予防的に乳房や卵巣を切除したりすることはできる。シリコンや自分の組織で乳房の形を再建する技術も進歩している。

医学の専門家からも「次世代が自己決定できる余地がある。予防的切除を含め、有効な治療法がある」「これを通すなら、ハンチントン病などの神経変性疾患もすべて適応になる」と懸念の声が上がった。

人文系の専門家からはこんな疑問も出た。

「子孫への発がんリスクを予防できるという点に重点がおかれている。全ての『遺伝』を否定することになりかねない」

対して、「賛成」の立場からは、

「がんの生存率は高くなっているとはいえ、病気を抱えて生活するのは困難がある」

「本人の選択として、許容されてよいのではないか」などの意見が挙がった。

「医療経済的観点からは許容される」と、がん治療の医療費抑制を視野に入れた指摘もあった。

全体としては「反対」が多いとはいえ、「賛成」も一定数を占めたことは驚きをもって受け止められた。もしアンジェリーナ・ジョリーさんの両親がこの遺伝子変異のある受精卵を排除していたら、彼女はこの世に生まれず、代表作「トゥームレイダー」や監督を務めた「不屈の男アンブロークン」といった映画作品も成立しなかったかもしれない。

■「方向性が見えてきた」

委員へのアンケートを参考に日産婦がまとめた拡大案。それは診断対象を「重篤な遺伝性疾患」とする点は改めず、「重篤」の定義を次のように変更する内容だった。

「日常生活を強く損なう症状が出現したり死亡する疾患で、現時点でそれを回避するために有効な治療法がないか、あるいは高度かつ侵襲度の高い治療を行う必要のある状態」

分かりにくいが、従来との大きな違いは2点ある。

1点目は、「成人に達する以前」に症状が出るかどうかを問わないこと。

2点目は、「有効な治療法がない」または「生きるために高度な医療が必要」との条件を追加したことだ。

倫理審議会の当日は、この日産婦案を踏まえて27人の委員全員が順に私見を述べた。

ここでも意見は割れた。例えば、2名いる法律の専門家は、一人が「自己決定権は非常に重要。網膜芽細胞腫のような人たちを救わなくて何のための着床前診断か」と訴えると、もう一人は「命の選択をする技術ということが一番問題。優生思想的なものが入ってくる」と懸念を示した。

医学の専門家の中にも「ＮＩＰＴでダウン症の中絶が容易にされている状況があり、バランスを考えればハードルが高すぎる」と対象拡大を求める意見があれば、「軽症の人が安易に対象になることを危惧している」と慎重論もあった。

「重篤性や発症年齢は一切気にせず全てＯＫ。本人が選べるようにすべきだ」と割り切った考えの人、「どんな技術を使おうと障害を持つ人がいなくなるわけではなく、後天的に障害を持つ人もいる。社会的サポートを考えないと技術だけが先走ることになる」と説く人、「日本社会の中で障害を持って生きていくことは負荷がかかる」「福祉制度の不備が問題」などと指摘して、賛否を明らかにしない人もいた。

自己決定に委ねることに対しては、「あえて障害を持つ子を産むことが『自己責任』と見なされる社会になってはならない」と危惧する意見もあった。

全体として日産婦案に「賛成」が多いとみられたが、積み残された論点は少なくなく、委員の間に迷いも見られた。遺伝子の変異による病気は８０００種類以上あると推定されている。現実問題として、どこまでが含まれるのだろうか。

しかし、当初から今回の倫理審議会は全3回と決められていた。初回は「医学的観点」からの議論、2回目は「社会的観点」からの議論をし、3回目は公開フォーラムとして初めて当事者や患者会、一般市民からの意見を聞く段取りだ。

「新たな時代の着床前診断の方向性が見えてきた。次回にまとめていけるのではないか」

日産婦の幹部はこう述べて、初回の審議会を終えた。

予定では２０２０年４月までに３回の議論を終え、対象拡大を決める方針だった。だが、新型コロナウイルス感染拡大の影響で、２回目以降は開催延期が続いている。

■「越えてはならない一線」

「重篤な遺伝性疾患」を巡る悩ましい議論を追ってきた。だが、着床前診断にはもう一つ別の顔がある。それは、「男女の産み分け」や「(遺伝を問わない）障害のある子の出産回避」の目的でも実施されてきたという事実だ。受精卵から取り出した細胞を検査し、23対46本ある染色体のうち、性別を決める性染色体を調べれば男女の産み分けができ、特定の常染色体の本数を調べればダウン症や18トリソミーなどを避けることができる。

特に近年、検査技術が飛躍的に進化し、さまざまな変異が「見える」ようになった。それを不妊治療や検査ビジネスに活用する動きも加わり、問題が複雑化している。

最初に物議を醸したのは２００４年。神戸市の不妊クリニックがこの２つの目的で着床前診断を３組の夫婦に実施していたことが、読売新聞の報道によって発覚した。しかも、日産婦に申請していない「独断実施」だった。この時点で、日産婦はまだ「重篤な遺伝性疾患」を対象にした着床前診断さえ１例も認めておらず、衝撃は大きかった。

「患者の希望をかなえることが私の良心だ」

実施した産婦人科医の大谷徹郎院長はこう主張したが、世間から非難が集中した。

国会では医師でもある坂口力・厚生労働相（当時）が見解を求められ、「男女は自然の妙理。言わずもがなだが、医師には越えてはならない一線がある」と批判した。着床前診断の解禁を求めてきた産婦人科医たちも「『患者が望むから』ではルール無視の何でもありになる。産婦人科医が社会から信用されなくなってしまう」と突き放した。

大谷さんは日産婦から除名処分を受けたが、除名されても医療行為は継続できる。逆に「個人の幸福追求権の侵害だ」と反発し、日産婦とその幹部を相手取り、診断を規制した見解の無効確認と慰謝料計6400万円を求めて東京地裁に提訴した。さらに別の産婦人科医らと「着床前診断を推進する会」を結成。今度は、流産を繰り返す習慣流産に悩む夫婦らを対象に着床前診断を次々と実施した。

習慣流産の原因はさまざまだが、その一つに染色体の「転座」がある。転座とは染色体の本数の変異ではなく、別々の染色体同士が交差するなど形に変異があることを言う。流産の原因の2％程度と考えられているが、受精卵を調べて転座のないものを子宮に戻せば流産を一定回避できる。

「流産する運命の受精卵を調べて、胎児として発育できる受精卵を子宮に戻すだけ。命の選別にはあたらない」。大谷さんはこう強調した。すると、不妊症や不育症に悩む夫婦から熱い支持が集まった。着床前診断による出産例を発表すると、好意的に取り上げるメディアも出てきた。晩婚化が進み、不妊に悩む30〜40代女性が増え始めていた。「流産予防」「不妊治療」のための着床前診断——。そんな言説が広まると、潮目が一変した。日産婦は大谷さんを除名したわずか2年後の2006年に、染色体の転座によって起きる習慣流産も着床前診断の対象に追加。2010年には従来の見解に習慣流産を追記して改定した。以来、日産婦は2019年10月までに習慣流産への着床前診断511件を承認している。これは「重篤な遺伝性疾患」で承認した210件の2・4倍に上る。

■「スクリーニング」解禁も

2010年代に入ると、再び問題が浮上する。大谷さんが「スクリーニング」としての着床前診断を日産婦に無断で始めたからだ。この行為は受精卵の全染色体の本数の変異を網羅的に検査してふるい分けるため、着床前診断（PGD）に対し、「着床前スクリーニング（PGS）」と区別して呼ばれ、倫理面から日産婦が見解で明確に禁じてきた。

大谷さんは日産婦との訴訟で敗訴が確定し、「見解を守る」と誓約書を提出して再入会したばかり。日産婦は声明を出し、「決して容認しない」と批判した。

染色体の本数の変異がある受精卵は着床しにくく、スクリーニングをすれば「妊娠率が上がり、流産率が下がる」というのが大谷さんの言い分だった。確かに、流産や死産の約6割は染色体の本数の変異が原因と考えられている。しかし、魔法のような効果が出るとは限らない。女性は加齢と共に染色体の変異が増えるが、検査してみたら変異のない受精卵は一つも存在しないことが分かり、子宮に移植できず妊娠できないケースが少なくないからだ。検査技術の限界もあり、2010年までに欧州生殖医学会や米国産婦人科学会などが着床前スクリーニングの効果に否定的見解を示している。

しかし、検査技術が進展し、再び効果に期待が高まった。悩ましいことに、新たな検査法だと、染色体の転座だけを調べようとしても全染色体の変異が見えてしまい、結果としてスクリーニングになるという側面もあった。「命の選別だ」という批判が高まったが、不妊治療に取り組む人々からは解禁を望む声が大きかった。

2013年にNIPTを日産婦が容認すると、会員の中からも不満が噴出した。「中絶を伴う技術が容認され、未然に防ぐ技術が禁止されているのはダブルスタンダード(二重基準)だ。科学技術の進歩の恩恵を得られないのはおかしい」

大阪の不妊クリニックで着床前診断を手がけてきた福田愛作院長は、日産婦の姿勢を厳しく批判した。大谷さんの他にも、日産婦の見解を無視して実施する不妊クリニックが増え始めた。

すると、日産婦は再び変わり身を見せた。「有用性を確かめる」という名目で、2017年に着床前スクリーニングの事実上の解禁に踏み切ったのだ。

「特別臨床研究」と称して始めたのは、体外受精で複数の受精卵を作った上で、染色体の本数の過不足を調べて「適」「不適」「判定不能」にふるい分け、原則「適」の受精卵だけを子宮に戻して、着床前診断しなかった場合と効果を比べる計画だ。21番染色体が１本多いダウン症や、性染色体が１本少ないターナー症候群などは、生まれて社会で活躍している人もたくさんいるが、染色体の本数の違いを理由に「不適」とされれば受精卵は排除されてしまう。

記者会見でこれまでの見解との矛盾を問われた日産婦の苛原稔・倫理委員長（徳島大学医歯薬学研究部長）はこう反論した。

「有用かどうか結果をみないと倫理的な検討に進めない。有用性があれば、倫理的問題を含めて考えていく」

苛原さんはこの研究の実施責任者でもある。実施施設と対象者の数は限定しているものの、有用かどうかを確かめる「研究」のはずなのに、数十万円の費用を支払うのは診断を受ける夫婦側という不可解な仕組みだった。

一方で、日産婦はこの数カ月後、着床前スクリーニングを続ける大谷さんを見解違反で３年間の会員資格停止処分とした。

大谷さんは反論のための記者会見を厚生労働省で開き、「日産婦は私を追認している状況で、処分は不当で矛盾している」と猛抗議した。大谷さんを支持する約30人の夫婦やカップルも声を上げ、「不妊のつらさが理解されていない」「誰もが着床前スクリーニングを受けられるようにすべきだ」などと訴えた。

■「有意差なし」でも拡大

実のところ、着床前スクリーニングは不妊治療に効果があるのだろうか。

日産婦の「特別臨床研究」は名古屋市立大学と民間の不妊クリニックの計4カ所で、1年半にわたり実施された。対象は35〜42歳の女性で、体外受精後3回以上妊娠しなかった人と、2回以上流産した人の計83人。医学誌ヒューマン・リプロダクションに結果を報告した論文によると、受精卵を子宮に移植できたのは半数にとどまった。移植できた人の出産率は上がったが、対象者の半数は「不適」ばかりで子宮に移植できる受精卵が見つからず、対象者全体でみると「出産率と流産率のいずれも統計上、有意な差はない」が結論だった。

明確な改善効果は出なかったが、研究成果は別の意味で不妊治療に関わる人々に衝撃を与えた。これまで不妊治療に使う受精卵は顕微鏡で状態を目視して妊娠に適していると判断されてきたが、解析してみると、実はその多くが適していなかったからだ。

日本は体外受精や顕微授精の件数が世界で最も多いにもかかわらず、出産に結びついていないことが以前から問題視されてきた。日産婦の報告によると、体外受精などの延べ件数を出生児数で割った出産率の平均は12％前後。米国や台湾の半分以下にとどまる。体外受精や顕微授精は、採卵や培養などが伴い、1回当たり数十万円かかる高額の自費診療だ。不妊に苦しむ人々からすると、「無駄な不妊治療」が相当行われ、費用を払わされてきたことになる。

また、不妊治療には多額の助成金が国や自治体から支給される。成功率が低い現状は、公的助成金の多くが不妊クリニックを潤しているだけ、とも言える。

不妊治療に早くから取り組むパイオニアの一人で、大分市で産婦人科クリニックを営む宇津宮隆史院長はこう指摘する。

「当院の計算でも助成金の3分の2は妊娠していない周期に交付されている。着床前スクリーニングで不要な移植を減らせば、公的助成金の有効利用につながる」

不妊クリニックの立場からは着床前スクリーニングで儲けのタネが減ることになりそうだが、日本は不妊クリニックが全国600カ所以上と世界有数の乱立状態にある。人口減少も続き、生き残りのための競争が激化している。他施設との差別化を図るツールとして、着床前スクリーニングに期待する声は強い。

期待した結果が出なかった特別臨床研究だが、苛原さんはこう主張した。

「有意差が出なかったのは症例数が少なすぎたため。有用性を証明するために、さらに大規模な研究が必要だ」

2020年1月、日産婦は対象を約3000人規模に拡大して再び「研究」を開始した。実施するのも全国の不妊クリニックなど約60施設に増えた。やはり費用は診断を希望するカップルが負担する。

「当院は実施施設の承認を受けています」

「当院は認定を受けました。お気軽にご相談を」

開始に併せて、各クリニックのウェブサイトでは一斉にこんなPRが始まった。

■規制差利用のビジネス隆盛

これまでの慎重姿勢を転換した日産婦。苛原さんはその理由をこう語った。

「諸外国の状況から日本も着床前スクリーニングの有用性を考えなければならない時代になった」

この技術は、欧米でも論争を巻き起こしてきた。

着床前診断による世界で最初の妊娠は、1990年にイギリスの科学誌ネイチャーに報告された。ロンドンのハマースミス病院が手がけたのは「男女の産み分け」だ。と言っても、単に男女どちらかの子が欲しいという希望をかなえたわけではない。男児のみ発症する遺伝病を防ぐことが目的だった。診断を受けた女性は、双子の女の子を出産した。

こうして始まった着床前診断への対応は、各国の宗教や歴史的背景によって分かれている。受精の瞬間から命が吹き込まれ、人としての尊厳が生じると考えるカトリックの国々は法律で厳しく規制している。ナチスの優生政策の記憶が残るドイツも完全に禁止だったが、2011年に重い遺伝病に限って容認した。それでも慎重な対応を続けている。

一方、プロテスタントが多数派の国々では着床前スクリーニングが実施されてきた。米国では多くの州でかなり自由に行われ、卵子提供や精子提供で出産を目指す場合もたいていセットになっている。東南アジアや旧ソ連圏でも規制のない国が少なくない。日本からも診断を希望して、米国やタイ、ウクライナといった国々に渡航したり、受精卵や細胞だけを冷凍輸送したりする人が出てきた。各国の規制差を利用した渡航斡旋業や仲介ビジネスも花盛りで、「男女産み分け」や「ダウン症児の回避」といった目的を堂々とＰＲしている。

こうしたビジネスの利用者に話を聞くことができた。

東京都内の金融機関に勤める女性（42）は2年近く不妊治療を続け、２００万円以上をつぎ込んできた。「すぐに妊娠できると思っていたから、失敗が続いて焦りました。働きながらの不妊治療はつらかった」という。妊娠の可能性が少しでも高まればと、着床前スクリーニングを希望した。「妊娠するためだから命の選別とは思っていません。でも、苦労した末の子どもだから障害児を避けたいのは偽らざる気持ちかな」と率直な思いを語る。

インターネットで見つけた業者に依頼し、都内のクリニックで採卵して凍結した受精卵を米国に送った。料金は総額で１００万円以上。期待を胸に、返ってきた結果は「全ての受精卵に染色体の変異がある」だった。ショックで呆然としたが、今は気を取り直している。

「不妊治療をいつまでも続けていたら、どれだけお金がかかったか分かりません。子どもは諦めていませんが、自分たちの受精卵じゃダメだと分かって良かった」

■出生前診断よりマシ？

生まれる前に病気を見つけるという意味で、着床前診断は出生前診断とよく比較される。胎児の中絶を伴わない着床前診断は、出生前診断に比べて倫理的ハードルが低いと捉えられやすい。

確かに人間の姿がイメージできる胎児と違い、受精卵は分かりにくい存在だ。そもそも、日本では人の受精卵の法的地位が明確に定められていない。

クローン技術規制法の附則や政府の総合科学技術会議がまとめた「ヒト胚の取扱いに関する基本的考え方」には、受精卵は「人の生命の萌芽」と位置付けられている。これは受精卵を研究材料として使うことには慎重であるべきという文脈で、「『人』そのものではないとしても、『人の尊厳』という社会の基本的価値の維持のために特に尊重されるべき存在」と説明されている。

しかし、２０１９年11月27日には衆議院の科学技術・イノベーション推進特別委員会で竹本直一・科学技術担当相が、体外にある時は「人間じゃなくて単なるモノ」と明言するなど、とりわけカトリックの国々と比べれば軽んじられがちだ。

ところが、双方の現場に向き合う産婦人科医の中には、意外にも違う見方がある。産婦人科分野の重鎮で、安倍政権に助言する内閣官房参与も務めた吉村泰典・慶応大学名誉教授（生殖医学）は、こんな思いを明かす。

「出生前診断の場合は、染色体異常だと診断された時に『産む』選択肢がある。でも、着床前診断は胚（受精卵）の異常が見つかれば基本的には廃棄することになる。その違いはとても大きい。着床前診断はその病気の人も含めカテゴリー全体を否定してしまう感覚がある」

　吉村さんは２００４年、慶応大学チームを率い、国内第１例目となる着床前診断の実施を申請した張本人だ。日産婦の理事長や倫理委員長も歴任し、着床前診断の議論にも深く関わってきた。その経歴から「推進派」とみられがちだが、筋ジストロフィーなどの患者団体と長年対話を重ねてきた中で、投げかけられた言葉が忘れられないという。

「『産む選択肢があるのと、即時に捨てられるのとでは全く違う。後者は命の選別であり、私たちが捨てられるのと同じだ』と言われてね。そのときはショックだったが、ずっと胸にとどめて考えてきた」

「着床前診断の第１例は、重篤な病気の子どもを出産した夫婦がもう１人産みたいと願うとき、障害者ではない子どもを望む権利はあってもいいと考えて踏み切った。その考えは間違ってないと思うし、着床前診断を必要とする人はいるが、できる限り慎重にやらなくてはならない」

　不妊治療として広がっていく現状にも、思いは複雑だ。

「着床前スクリーニングは流産を防ぐのが目的だとしても、全染色体を網羅的に調べれば、生まれる可能性のある受精卵も排除することにつながる。よくよく考えるべきだと思う」

日産婦の倫理委員を長く務めてきた久具《くぐ》宏司・東京都立墨東病院産婦人科部長も、ずっと悩んできた思いを語る。

「母体保護法には胎児条項がなく、障害を理由にした胎児の中絶を認めていない。この理念の意味を考えれば、受精卵の段階なら排除できるということにはならないはずだ」

久具さんは2018年、NIPTの拡大を巡って、日産婦と他学会とが対立するきっかけとなった小委員会の委員長を務めた。そこでは「NIPTの認定施設拡大はやむなし」との立場を取った。営利目的のNIPTビジネスが広がるよりはまだ良いと考えた。

しかし、遺伝的背景などに関係なく、体外受精をする夫婦らにオプションの一つとして着床前スクリーニングが提案される状況は、看過できないという。

「遺伝情報を包括的にスクリーニングすることによって、生まれてくる子どもの特定の遺伝性疾患だけではなく、一般的な健康状態や健康と関係のない個人の特徴までも、胚を子宮に移植する際の選択の対象になりうる」

危惧するのは、「個人の特徴や特性を受精卵に求めるようになること」。親が望むままの「デザイナーベビー」につながる発想だ。

■あらゆるリスク予測も

久具さんの指摘の背景には、大きく2つの時代変化がある。

まず、体外受精の広がりだ。２０１８年に体外受精で生まれた子どもの数は過去最多の5万６９７９人。この年に生まれた子どもの16人に１人となった。20年前は１００人に１人だったことを思えば、急速に身近な存在となっている。

さらに、着床前診断の技術革新が大きい。

初期には染色体の一部につけた目印を蛍光顕微鏡で調べる「ＦＩＳＨ法」が使われた。目印の数で染色体の変異を探る仕組みだが、調べられるのは一部の染色体に限られた。

２０００年代半ばに増幅させたＤＮＡ量の差を比較する「アレイＣＧＨ」と呼ばれる手法が登場し、全染色体の本数の変異を網羅的に調べられるようになった。

現在スクリーニングで主流となっているのが、遺伝子の塩基配列を高速に読み出せる「次世代シーケンサー」を使う方法だ。解析可能な領域が大幅に広がり、染色体だけでなく、全遺伝情報を読むことができる。解析法だけでなく、受精卵から細胞を取り出す技術も進化してきた。細かく調べようと思えば、対象は際限なく広がっていく。

米国では早くも、あるベンチャー企業の動向が波風を立てている。

それは、２０１７年創業の「ゲノミック・プリディクション社」。売りは受精卵段階での「疾患リスクの予測」だ。将来の糖尿病や骨粗しょう症のほか、知的障害や低身長といった多数の遺伝子が関わる病気や特徴まで予測の対象としている。

米国の物理学者でミシガン州立大学教授も務めるスティーブン・スー同社共同創業者は、

英紙ガーディアンとのインタビューで「今後10年間で正確なＩＱ（知能指数）の予測が可能になるだろう」と豪語している。実際に天才的な数学者たちの遺伝情報を解析し、ＩＱの遺伝的根拠にも迫ろうとしている。

もちろん、思惑通りに進むとは限らない。同社の予測モデルの出来栄えは測りかねるし、多因子が関わる病気や特徴は複雑でまだ分かっていないことが多い。人間の成長には環境も大きく影響する。たとえ完璧な遺伝子を持って生まれたとしても、必ずしも完璧な人間になれるわけではない。

それでも、前述のＳＦ映画の名作「ＧＡＴＴＡＣＡ（ガタカ）」が描いた、着床前診断で両親が望み通りの受精卵を選ぶシーンは現実味を帯びている。

子どもが遺伝性の難病になる恐れから、着床前診断の利用を望む親たちの切実な願いには心が揺さぶられる。ただ、その同じ技術は違う意味を持ち、ビジネスの手段にもなっている。

１９９８年、日産婦が着床前診断を解禁した際の見解には「解説」が付いていた。解説は、「重篤な遺伝性疾患」の診断以外に用いてはならないこと、申請と審査が必要であることを強調し、その理由をこう記している。

「将来予想される受精卵の遺伝子スクリーニング、遺伝子操作を防止することを目的としているからである」

次世代シーケンサーやゲノム編集技術など、これらを可能にするツールは出そろった。技術はさらに進化を続けている。二十余年前の警鐘に、私たちはどう向き合えばいいのだろうか。

（補足）

日産婦は２０１８年、着床前診断の検査対象によって呼称を以下のように変更した。

①重篤な遺伝性疾患を対象にした検査＝「ＰＧＴ－Ｍ」

②染色体の形の異常による習慣流産を対象にした検査＝「ＰＧＴ－ＳＲ」

③染色体の数の変異を調べる検査＝「ＰＧＴ－Ａ」

これは、世界の不妊治療の効果や安全性を監視する「国際生殖補助医療モニタリング委員会」の呼称変更を受けたもの。検査目的の違いを明確化する狙いがあるという。

本書は歴史的なつながりを重視し、話の複雑化を避けるため、従来から使われてきた名称（①と②＝着床前診断、③＝着床前スクリーニング）で統一した。

第6章　誰が相模原殺傷事件を生んだのか　人里離れた入所施設

■入所施設だからこそ起きた事件

東京都心から1時間ほど電車に乗り、山々に囲まれたＪＲ中央本線の相模湖駅に降り立つと、ひんやりとした風が頰を撫でた。バスに揺られて10分ほど、停留所から畑の中に民家が点在する道を進むと、高くて白い衝立《ついたて》に囲まれた広大な工事現場が見えてくる。神奈川県相模原市の県立障害者施設「津久井やまゆり園」跡地だ。トラックが出入りするゲートの脇には、花束がそっと置いてあった。中の様子をうかがうと、かつてあった巨大なコンクリートの建物は跡形もなく、重機の音が止むと、のどかな鳥のさえずりだけが聞こえてくる。

だが、ここは多くの人がその一報に耳を疑った事件の現場なのだ。

２０１６年7月26日未明、同園に植松聖死刑囚（当時26）が侵入。入所者19人を刃物で殺害し、職員を含む26人に重軽傷を負わせた。彼は3年3カ月、この施設に勤めていた元

事件が起きた神奈川県立「津久井やまゆり園」(2016年7月26日)

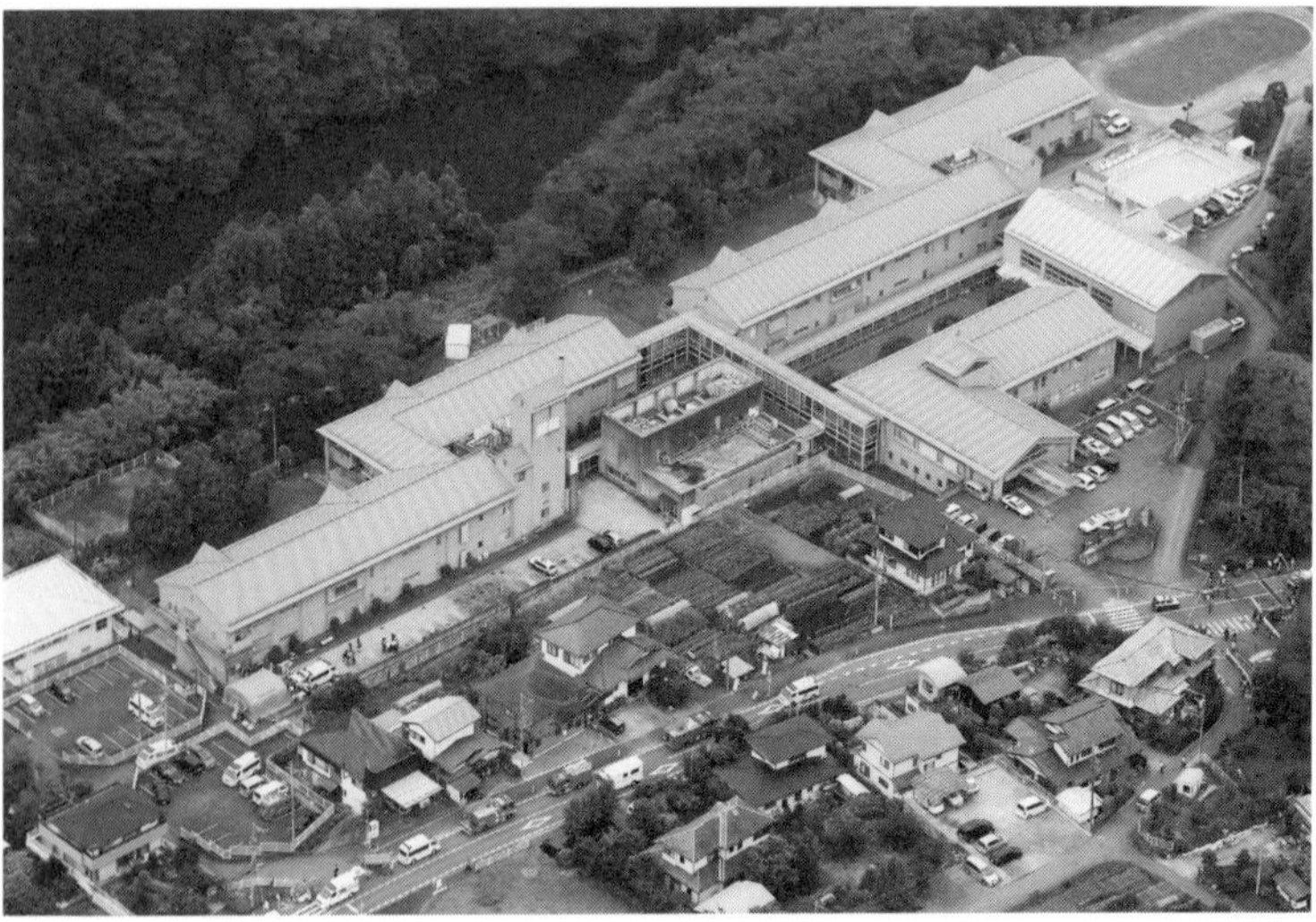

職員だった。「障害者は生きている価値がない」。犯行動機とみられる言葉をメディアは繰り返し取り上げ、ネット上では男の主張を支持する書き込みも見られた。

事件と彼の特異性にばかり注目が集まり、大麻、精神疾患、優生思想、男が愛好していたカードゲームとさまざまな角度から事件は論じられてきた。しかし、その異様な言動に注目が集まる陰で、なぜ人里離れた場所で150人もの障害者が集団で暮らしていたのか、その実情はどうだったのかは語られていない。

歴史を紐解《ひもと》くと、やまゆり園が日本の障害福祉の縮図であることが見えてくる。

「事件は入所施設だからこそ起きてしまった」

こう指摘するのは、12年間施設職員として働いた経験があり、海外の入所施設改革を研究してきた浦和大学の河東田《かとうだ》博特任教授だ。1980～90年代にかけて入所施設を解体したスウェーデンなどに比べ、ノーマライゼーション（障害がある人がない人と平等に生活する社会を実現させるという考え方）の観点が根付かない日本の現状を批判してきた。

河東田さんの指摘を理解するには、日本の福祉政策を振り返る必要がある。

■コロニーが「福祉」の時代

重度知的障害者への公的な支援は、1960年に精神薄弱者福祉法ができるまで皆無に等しい。重度知的障害者は差別を恐れながら家で暮らすか、精神科病院に入院するしかなく、追い込まれた親が子どもを殺したり、心中したりする悲惨な事件も起きた。

そんな中、重度知的障害者を終生保護する施設の開設が各地で続いた。「コロニー」と呼ばれる大規模施設だ。高度経済成長期の公共事業ブームを背景に、1960年代後半から1970年代にかけて郊外や山間部に相次いで整備された。定員が500人を超すところも珍しくなく、多くの障害者が地域から離れ、施設で暮らすようになった。それが当時の日本の「福祉」だった。

欧米ではこの頃から障害者を社会から隔離して管理することを問題視し、巨大施設は縮小・廃止に向かう。日本の福祉施策は今も周回遅れの状態が続く。

やまゆり園ができたのは、東京オリンピックのあった１９６４年。定員は１００人で、4年後に２００人になった。神奈川県は土地買収や開園にあたり、住民を職員として採用すること、物品の調達は地域の商店を利用する約束を住民と交わしたという。

１９６６年の記念誌には、「わが国で始めて（原文ママ）の試みである、重度重症精神薄弱者の収容施設」「モデルケースとして世の多くの人々の注目を集めております」「この不幸な人たちに愛の手をさしのべることの重要性を認めて」建設されたとある。

「一個の社会人として生涯認められぬわが子のために、ただ先生方におすがりしている」「専門医から見放され（中略）永久施設としては、環境も良く非常に恵まれております」「家におきましてはとても一人前の社会生活のできない子どもでございます。暖かく保護していただける幸福はなんとお礼申してよろしいやら」

父母の寄稿には、当時の障害者を取り巻く厳しい社会状況が読み取れる。

■「地域移行」理念どまり

１９８０年代になると、「ノーマライゼーション」の考えが広まった。その後、国の政策も地域にある少人数のグループホームなどでの生活を促す「地域移行」にシフトした。その流れが加速したのは21世紀になってから。２００２年の「障害者基本計画」でグループホームの拡充が基本方針に盛り込まれ、入所施設は「真に必要なものに限定する」とされた。その結果、2018年度にはようやく、グループホームの利用者が施設入所者と同じ12万人台に達した。

だが、移行できたのは身体障害者や中軽度の知的障害者で、重度知的障害者や高齢者は取り残された。その結果、国の地域移行政策は行き詰まりをみせている。

やまゆり園のような障害者支援施設は全国に約2500カ所あり、12万7000人以上が入所している。どんな人たちが暮らしているのだろうか。

私たちは2017年、やまゆり園と同規模（定員100人以上）の全国120施設の調査を行い、84施設から回答を得た。その結果、入所者の年齢は50代以上が65％、障害の重さを示す支援区分は最も重い「6」が49％、「5」が29％で重度の人が8割を占めた。全体の4割以上が、25年以上施設で暮らしていた。

地域移行が進まない理由を複数回答で尋ねると、「家族の反対」が8割以上で最多。「入所者の高齢化」「障害程度が重い」も8割近く、「本人の意思」は4割弱にとどまった。入所者も家族も高齢化する中、支える側が「施設に預けた方が安心」と考えるケースが多いとみられる。

やまゆり園も傾向は同じだ。事件が起きた2016年の3月末の入所者は19〜75歳の148人。50代以上が47％、支援区分「5」が21％、「6」は77％。県立施設として民間では受け入れが難しい人を受け入れていることもあり、最重度の人たちの介護を担っていることが分かる。在園期間は女性が最長で52年間、男性は49年間。半世紀以上も施設で暮らす人がいることに驚く。

入所者の重度化、高齢化に伴い地域移行は停滞し、「施設解体構想」が頓挫したり、老朽化したコロニーを再び建て替えたりする動きも相次いでいる。

宮城県大和町の「船形コロニー」は、2002年に浅野史郎知事(当時)が「施設解体」を宣言して全国的に注目されたが、入所者家族の反対などで逆に定員を300人に増やして新改築が進む。全国最大規模の850人の定員だった「金剛コロニー」(大阪府富田林市)も2017年3月に「閉鎖」を宣言したものの、敷地内の7棟(定員465人)に入所者を分けて移して実質的に施設は存続している。

船形コロニー育成会の高見恒憲会長(76)は、解体反対を唱えてきた。40代の次女には行動障害と知的障害がある。「理解ある職員が24時間いる施設は安心できる。子どものころから裸で外に出たり、近所の家の冷蔵庫を勝手に開けたりして、面倒を見るのが限界だった」という。18歳でコロニーに入所し、約30年になる。

入所者家族の中には近所の人に障害を知られたくないとして「船形コロニーの名前が入った封書で郵便物を送らないでほしい」という人もいる。地域で暮らすことへの不安が家族には根強い。高見さんは「もし社会に障害がある人と共に生きていく理念が根付いていれば、施設は必要ないのかもしれない。でも、現状は違う。家族では守りきれない。コロニーにお任せすれば大丈夫」と話す。

一方、「施設には絶対に戻りたくない」と苦い表情で語る障害者もいる。10代と50代で計10年以上、東京都内の大規模施設で暮らした小田島栄一さん（76）だ。「起床、食事、日中活動の作業、風呂の時間……。施設ではすべて予定が決められていて自由がない生活だった。規則を守らない時は一晩中廊下に座らされたこともある」。小田島さんは知的障害者の当事者運動に加わり、施設にいる人たちに「地域へ出よう」と呼びかけてきた。「施設しか知らないと不安だが、出てみれば社会で暮らすのがいいとみんな気づく」

重度の身体障害がある参議院議員の木村英子さん（55）も、19歳までの大半を神奈川県内の施設で過ごした。職員から虐待やいじめを受けたという。毎日新聞のインタビューに「もし、思い切って施設を出ていなかったら、自分は津久井やまゆり園にいたかもしれない。殺されていたのは私だったかもしれない」「決まった時間にご飯が来て、お風呂に入って、それ以外はほとんどベッドの上か狭いデイルームにいて……。そんな生活を何十年も繰り返していたら、心がだんだん死んでしまう」と話す。

今では、入所施設の処遇も改善しており、丁寧な支援を行う施設も多くなったのは一つの救いだ。

しかし、浦和大学特任教授の河東田さんはこう指摘する。「どんなにいい施設でも、社会から離れた閉鎖空間では、構造的に支援する側とされる側の力関係が生じやすい。職員の都合で利用者が画一的に管理される危うさを常にはらんでいるのです」

■広がらぬ重度訪問介護

日本の「地域移行」政策の受け皿は、主にグループホームを想定している。しかし、重度の人を受け入れられるところは少ない。

一方、重度知的障害のある人でも、ヘルパーの支援を受けながら街中のアパートで一人暮らしをする人もいる。どんな暮らしなのだろうか。

「隆太郎、今日はどこ行こうか?」「……ラーメン」

東京都大田区のアパートに住む鈴木隆太郎さん(28)は、2年前からヘルパーが24時間、生活全般を支援したり見守ったりする重度訪問介護を使って暮らす。木村さんら重度障害のある2人の国会議員が利用していることで知られるようになった制度だ。

週末のこの日は、通っている作業所が休み。ヘルパーの清野周平さん(30)と相談して外出先を決め、自分で部屋に掃除機をかけてから商店街へ。お目当ての店が休みだったため牛丼店で昼食を取り、電車に乗り逗子海岸へ向かった。

8月の炎天下、海水浴客でにぎわう浜辺を歩くうちにキラキラと光る海に入りたくなった様子の鈴木さん。「少し入る?」と尋ねられると、シャツを脱ぎ、海に駆け出して気持ちよさそうに波とたわむれ寝そべった。「やっぱり入っちゃった。水が好きなんです」と清野さんは笑顔で見守る。遠浅で安全なので、ここによく来るという。

鈴木さんの発する言葉は断片的で、意思疎通には洞察力が要る。それでも「年も近いせいか気が合う。一緒にいて楽しい」と清野さん。この日は午前11時～午後6時を担当。「長時間なので時間に縛《しば》られず本人のペースに合わせられる」

母親の杉山昌子さん（66）によると、鈴木さんは自宅で家族と暮らしていた時は、自傷や物を壊すことが多かった。「家族に合わせるのがストレスだったのでしょう。『一人暮らしなんて』と思ったけれど、穏やかな暮らしぶりに驚いています。ヘルパー一人一人とも関係を築いており、親亡き後も安心」と話す。

重度訪問介護は障害者総合支援法に基づくサービス。２００３年に法制化され、２０１４年に身体障害者だけでなく、知的・精神障害者にも対象が広がった。しかし、家で暮らす重度障害者は約３６５万人いるのに対し、重度訪問介護の利用者は約１万人しかいない。

大きな理由は事業所の参入が進まないことだ。重度訪問介護は報酬単価が低い代わりに、長時間使うことで収益が上がる仕組みだが、長時間働けるヘルパーの確保が難しく、収益を上げにくい。

鈴木さんの支援も１事業所だけでは人手が確保できず、３事業所から十数人が交代で入る。中心を担うＮＰＯ法人「はちくりうす」（東京都目黒区）のスタッフは「人手不足も深刻でニーズがあっても、サービスの提供ができないことも多い」と話す。

財政負担を考えて、サービスの給付に及び腰な市町村も少なくない。長野県信濃町では２０１８年3月、神経難病の筋萎縮性側索硬化症《きんいしゅくせいそくさくこうかしょう》（ＡＬＳ）の女性が24時間体制の介護提供を求めて提訴するなど（その後に町が提供を決定）、裁判も各地で起きている。

制度に詳しい同志社大学の鈴木良准教授（障害学）は「グループホームを主な受け皿としている地域移行政策には限界がある。障害者にとっては、本人主体の個別的な支援ができる重度訪問介護の利用が望ましい。サービスを提供する事業者が増えるように、国は報酬単価を見直し、自立生活の基盤整備を進めるべきだ」と話す。

■施設か地域か

地域移行の議論の時に必ず出てくるのが「施設か地域か」という二項対立の議論だ。おおまかに言うと、親亡き後を心配して子どもを施設に入れる親と、地域で自立生活する障害当事者やグループホームでの暮らしを支持する人たちとの対立を指す。

やまゆり園の建て替えの時もこの議論は起きた。

神奈川県は事件直後、元の規模とほぼ同じ１５０人程度の施設を再建する構想を打ち出した。これに対し、障害者団体などから「管理された入所生活が長期に及ぶと社会との隔絶につながる」と大規模施設に批判的な意見が相次いだ。逆に園の家族会の親からは「（施設は）やっとたどりついた場所。元の姿に戻してほしい」という声が寄せられた。

この議論について、長年、障害者の自立生活運動に関わり、重度知的障害がある息子がいる早稲田大学の岡部耕典《こうすけ》教授（福祉社会学）はこう話す。

「私は入所施設には反対の立場ですが、『やっとたどり着いた場所』という言葉には胸が痛くなります。施設に入れたい親などいない。自分を責め、子どもに詫びながら、でもどうしようもなくて施設に入れる。そういう選択をした時、地域は何をしてくれたのでしょうか？　親にとっては入所施設というハコだけが唯一の選択肢だったのではないでしょうか？　地域に暮らす私たち一般の人はそんなことは知りもしなかった。だから何もしなかったと言われるかもしれない。でも、『知らなかった』で済まされるのでしょうか。私たちの手もまた、汚れているのです」

岡部さんの息子・亮佑さんは行動障害も多く、人間関係が苦手。数人と同居するグループホームでの生活は難しいが、２０１４年から重度訪問介護を使い、都内のアパートで「支援付き自立生活」を送る。

「やまゆり園の事件では『施設に残らざるを得なかった人たち』が殺されたことになる。事件が問いかけるのは、そのような重度知的障害者の地域生活の選択権をどう保障するのかという問題ではないでしょうか」

国の第４期障害福祉計画（２０１５～17年度）では２０１３年度末に比べ、12％以上が施設から地域に移行する目標を立てたが、実績は５・８％。２０１８年度からの第５期計画では目標を９％以上に下方修正した。

やまゆり園の犠牲者と同様に施設で暮らす12万７０００人の人たちの姿を、私たちが直視してこなかった結果でもある。彼らの居場所は、いまだに社会から遠ざけられたままだ。

■裁判で語られなかったこと

２０２０年３月16日、横浜地裁で開かれる植松聖被告の判決を聞くために、大勢の人が傍聴券を求めて横浜港そばの広場・象の鼻パークに並んだ。海風が冷たい。新型コロナウイルス感染症対策のため、傍聴席はわずか10席。当選番号が発表されると、ほとんどの人は残念そうに立ち去っていく。「みんな関心があるんだから、中継してよ！」。大声で裁判所職員に呼びかける人もいた。

午後１時半から開かれた法廷で青沼潔裁判長は主文宣告を後回しにし、判決理由を先に朗読した上で、極刑を言い渡した。青沼裁判長は19人もの命を奪った結果について、「酌《しゃく》量《りょう》の余地は全くなく、（中略）死刑をもって臨むほかない」。植松被告には刑事責任能力があると認め、弁護側の「大麻精神病」のために病的で異常な思考に陥り、心身喪失の状態にあったとの主張を退けた。

１月８日から17回あった公判で、被告は「意思疎通の取れない人は社会の迷惑」と繰り返した。謝罪はしても、重度障害者を差別する考えは撤回しなかった。

一方、周囲の証言などから、施設で働いている中で差別意識を強めていったことが明らかになった。だが、これほどの凶行に至り、人の命に格差があると言い続ける原因や背景は何だったのか、裁判では解明されなかった。

被告は施設での勤務について、他の職員の命令口調や介護の様子を見て、「(利用者を)人間として扱えなくなってしまうのかなと思った」と語った。ただ、勤務の実態や障害者との関わりについては、踏み込んだ審理は行われなかった。市民が参加する裁判員裁判で期間の制約があり、争点は責任能力への大麻の影響に絞られた。

判決には「証拠上認められる前提事実」としてこんな記述がある。

被告は「施設で勤務を開始し、当初、友人らに対し、本件施設の利用者のことを『かわいい』と言うことがあった。

しかしながら、被告人は、仕事中、利用者が突然かみついて奇声を発したり、自分勝手な言動をしたりすることに接したこと、溺れた利用者を助けたのにその家族からお礼を言われなかったこと、一時的な利用者の家族は辛そうな反面、本件施設に入居している利用者の家族は職員の悪口を言うなど気楽に見えたこと、職員が利用者に暴力を振るい、食事を与えるというよりも流し込むような感じで利用者を人として扱っていないように感じたことなどから、重度障害者は不幸であり、その家族や周囲も不幸にする不要な存在であると考えるようになった」

この事件は、植松死刑囚の極端に差別的な言動が注目され、特異な人間が起こした特異な事件として扱われてきた。元職員が起こしたとはいえ、やまゆり園は「被害者」であり、その責任を問われることはほとんどなかった。だからこそ、判決に植松死刑囚の「施設での勤務経験」が犯行動機につながったと書かれたことは園側に衝撃を与えた。

ただ、公判では断片的に、利用者の部屋に鍵がかけられていたり、職員による暴力や粗雑な対応をうかがわせたりするやりとりはあったが、詳細は語られてはいない。

園側はどのように受け止めているのだろうか？

やまゆり園の入倉かおる園長は私たちの取材に対し、判決で職場環境が犯行動機の形成に影響したとふれたことについて、「やまゆり園がずっと背負っていくこと」とした上で、「(判決と) 現場職員の言うことは、明らかに、全く違います」と繰り返した。

入倉園長によると、植松死刑囚と同時期にいた職員約30人に聞き取りをしたが、暴力行為や不適切な支援を現認したと話す職員はいなかったという。「改めて (植松死刑囚と) 現場職員の違いが分かりました。明らかに、感覚に乖離《かいり》があるのです」

判決に盛り込まれた「食事を与えるというよりも流し込むような感じで利用者を人として扱っていない」という内容について聞くと、実際、植松死刑囚が支援していた障害者に、流動食を食べていた人はいた。ほぼ寝たきりで、職員たちは専門家の助言を得ながら、とろみをつけた流動食をどの角度なら食べやすいか、工夫を重ねていたと入倉園長は説明する。

「どうしたら食べていただけるか、あれだけ自分たちが苦労してやっていたことを、（植松死刑囚は）そんなふうにしか思っていなかったのか。ショックだった」。ある職員は調査にそう語ったという。

入倉園長は「ああいう下品な一言で片づけられたのは、現場職員にとっては残念だったと思います」と話した。


やまゆり園を運営するかながわ共同会のある職員も、判決については納得がいかない様子で「職場環境というよりも、利用者との関係が影響したのではないでしょうか」と推測する。

「入所施設では、こちらが一生懸命にやっていても利用者から暴力を振るわれることもあり、相手に怒りの感情を持ってしまう時もある。支援の仕事がつらい時期はだれでもあります。彼はそれを乗り越えられなかったのではないでしょうか」

一方、数年前までやまゆり園で働いていた元職員はこう証言する。

「共同会の支援の質がいいとは思えないのです。利用者さんは障害特性のため自分の意思を伝えることが苦手です。こちらがうまく意図をくみ取ることができないと、パニックを起こしてしまう時もあります。そんな時に『いいかげんにしろよ』と言って、職員が利用者さんの頭を殴ったり、ものを利用者さんに投げつけたりしているのも見たことがあります」

こうしたことに、上司は「見て見ぬふり」だったという。

「職員の中には、『(利用者に) 税金を費やす必要があるのか』と話す人もいて驚きました。食べ物を全部ぐちゃぐちゃに混ぜてスプーンに山盛りにして、利用者さんの顎《あご》を持ち上げて口に押し込む職員もいました。植松死刑囚はもちろん許せませんが、彼が裁判で話していたことは、分かる気もするのです。事件が起きて最初に感じたのは、『いつかこういう事件が起きると思っていた』ということです」

職場環境が、事件にどれほどの影響を及ぼしたのかは分からない。

入所者のために毎日、真面目に働いている職員も多いだろう。裁判では壮絶な事件現場に居合わせながら、必死で入所者の命を守ろうとした職員の調書も読み上げられた。事件後も入所者の日々の世話に奔走《ほんそう》した職員たちがいる。私たちが取材した職員たちも、仕事の難しさと同時にやりがいも語ってくれた。

支援の実態がどのようなものだったのか、全容を知るのは難しい。それでも、事件後明らかになった事実は、重要なことを示唆している。

植松聖という男は、突然降って湧いたように優生思想に凝り固まった異星人に見える。しかし、植松死刑囚と施設は「地続き」でつながっていないだろうか。素晴らしい職員がいたとしても、モンスターを生み出してしまう構造があったのではないか。

裁判は犯罪者を裁くだけだ。その構造に斬り込まないと、真の再発防止にはならない。

■虐待の疑いが浮上

津久井やまゆり園は元々、県立直営だったが、2005年から社会福祉法人・かながわ共同会が指定管理者となって運営している。共同会は1989年、県立施設を運営するために県と県内の知的障害者施設団体、親の会などにより設立された。公的な色合いが強く、今も理事8人中4人が県OBで占める。津久井やまゆり園の他に4つの知的障害者施設を運営する。

2020年1月、かながわ共同会が運営する愛名やまゆり園（厚木市）で複数の職員が、入所者を虐待していたことが明らかになった。

風呂で水をかける▽食事制限のある人に食事を大量に食べさせる▽食事をお盆にまき散らして食べさせる▽はし1本で食べさせる▽夜中に1～3時間トイレに座らせるなどの虐待が認定され、調査を行った厚木市が県に報告していた。

津久井やまゆり園でも2019年秋ごろから、虐待が疑われる情報が寄せられるようになった。県は11月と12月、園に立ち入り調査を実施。虐待の疑いがある身体拘束が20人25件あったことが確認された。

身体拘束は、居室に鍵をかける▽車椅子にY字ベルトで体を固定する▽自分で脱ぐことができないつなぎ服を着せる▽ベッドに柵を立てる——などを指す。障害者虐待防止法では、「正当な理由なく障害者の身体を拘束すること」は身体的虐待にあたる。

県は、専門的な視点から調査する必要があるとして2020年1月、外部識者3人による「津久井やまゆり園利用者支援検証委員会」（委員長＝佐藤彰一・國學院大学教授）を設置した。

検証委員会が5月14日に県に提出した「中間報告」では次の点を指摘した。

厚生労働省のガイドラインでは身体拘束を行う場合、本人や他人の生命・身体が危険にさらされる可能性が著しく高い（切迫性）、他に方法がない（非代替性）、必要とされる最も短い時間であること（一時性）の3要件すべてを満たす必要がある。ところが、園では3要件のうち1つでも該当すればよいと認識していた▽単に見守りが困難なことを理由に身体拘束が行われていた▽24時間の居室施錠を長期間行うなど、一部の利用者を中心に虐待の疑いが極めて強い行為が、長期間行われていた▽身体拘束を行う際に必要な手続きが不十分だった――。

また、やまゆり園は、対応が特に難しい「強度行動障害」がある人の支援を行う施設として位置付けられている。行動障害は自分の体を叩いたり、食べられないものを口に入れる、危険な飛び出しなど本人の安全を損ねる行動、他人を叩いたり物を壊す、大泣きが何時間も続くなどの行動が表れることだ。これが著しく高い頻度で起き、特別な支援が必要な状態を「強度行動障害」と呼ぶ。しかし、なぜ行動障害が起きるのかを評価して、計画をつくり支援していく「エビデンスに基づく適切なサービスを提供しているということは確認できなかった」と指摘。法人の管理・運営（ガバナンス）については、「組織として、身体拘束が重大な人権侵害であることを認識し、自らの支援を常に見直し、検証していく体制づくりが求められる」とした。

県に対しては、「設置者としての役割意識が不十分であり、指定管理者に障害者支援施設の運営を任せきりにしてしまう傾向がある」とし、定期的に行うモニタリングでは「身体拘束を含む利用者の状況や支援の質などを積極的に把握し、改善しようとする姿勢が乏しかった」と指摘した。

■長期間にわたり3人を居室施錠

県のモニタリングでは3人の居室施錠が指摘された。入倉園長などへの取材によると、3人のケースは次のようなものだった。園は相模原市にあったが、事件後、横浜市に仮移転している。

40代女性のAさん。精神障害もある。相模原市の園舎にいた頃はふだんから日中、居室に職員が鍵をかけていた。入倉園長は「部屋から出ると刺激を受けて情緒が乱れる。精神科医から入院中に近い状態で過ごすよう助言を受けた」と説明する。落ち着いている時に鍵を開けることもあったが、自傷行為をすることがあり、「居室施錠しながら常に監視しないといけない難しい方だった」。横浜市の仮施設に来てからは落ち着き、鍵を開けてい

「津久井やまゆり園」の入倉かおる園長（右）と「かながわ共同会」の草光純二理事長

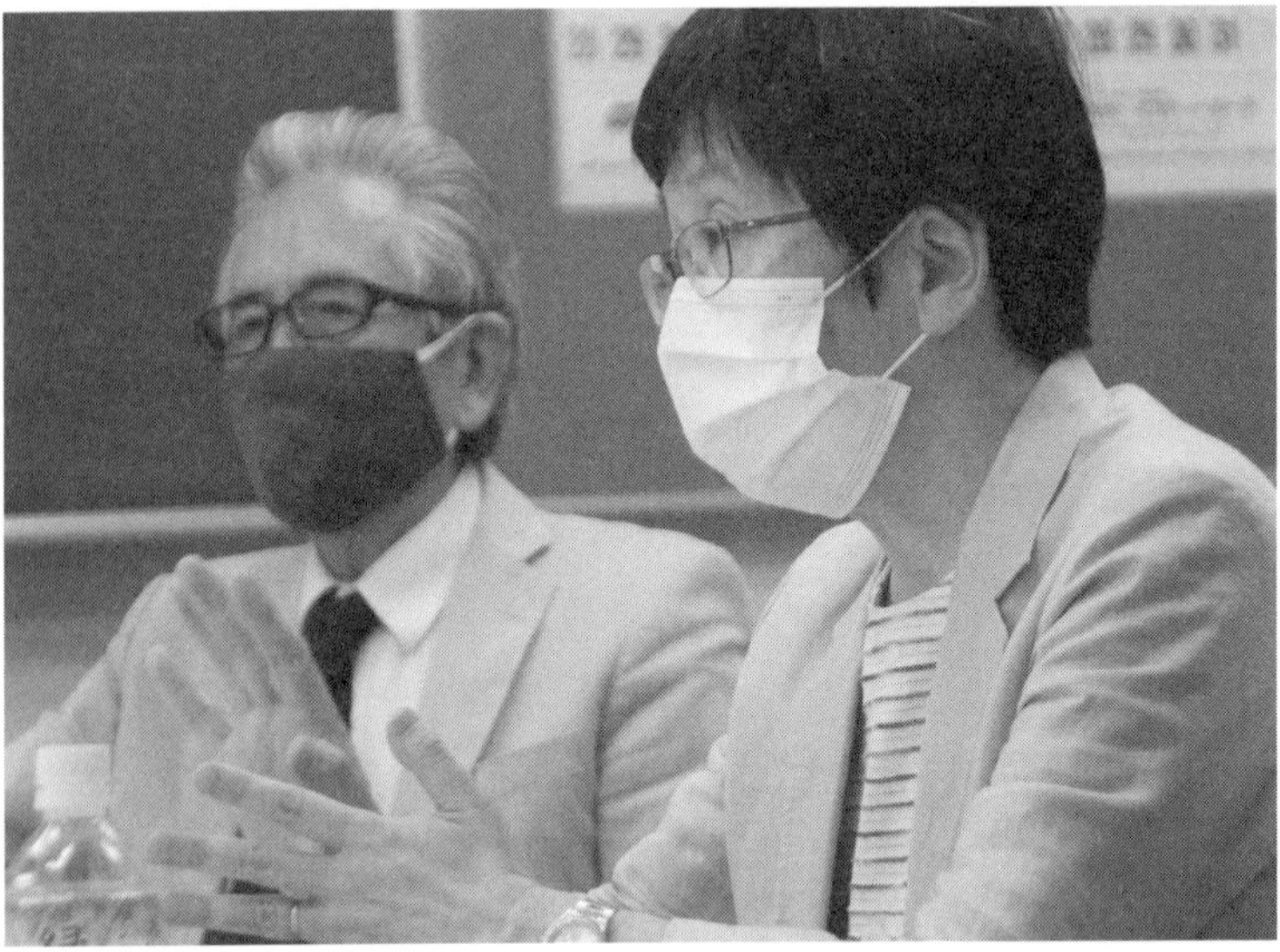

ても問題がなくなったという。

2人目は50代女性のBさん。行動障害があり、他の入所者や職員に関心が強く触ったり、握手したり接触を求めるという。「エスカレートすることが分かっていたので日中活動以外は施錠で対応していた」。入所者の今後の生活を考える「意思決定支援」に関わるスタッフに指摘されたこともあり、改善に向かった。現在は日中活動の場所で、Bさん専用のスペースを設けるなど工夫し、施錠は「やっていない」と話す。

入倉園長は「ローテーション勤務の中、ルーティン的にこの時間は部屋で過ごしてもらう、夜間は職員が少ないから閉めましょうと引き継いでしまった。職員に余裕がない中、

（鍵を開ける）取り組みができなかった反省はある」と話す。いずれも期間は数年にわたるとみられる。

3人目は30～40代とみられる男性Cさん。衣類や寝具を破くなどの行動障害がある。けがをした他の入所者の傷口に触るのを防ぐため、事件後の1カ月間、ほぼ一日中施錠していた。

入倉園長は、「事件後は現場も混乱し日中活動ができず、昼間も部屋に入ってもらっていた。中間報告ではそこを言われた」と不満をもらす。共同会の草光純二理事長も「24時間の施錠とあるが、食事、トイレ、入浴時には開錠していた」と反論する。手続きや書類に不備があったことは認めたうえで、入倉園長はこう付け加える。

「ご家族には承諾書をもらっていた。言い訳になるが、親御さんの要望も大きい。『子どもがけがをしたら困る』と言われたら断れない」

身体拘束が認められる要件に、保護者の許可は関係ない。切迫性、非代替性、一時性の3要件を全て満たした時だけに認められ、やむをえず行う場合も、実施計画の作成や組織としての決定などの手続きが定められている。しかし、園では実施計画を作成せず、個人記録への記載もされていないケース、さらに家族や後見人にも承諾をとっていないケースも散見された。この3ケース以外にも長期にわたる夜間の施錠、車椅子のY字拘束がルーティン的に行われていた。園の内情に詳しい関係者は、長期間施錠していた部屋に排泄《はいせつ》用バケツが置かれていたと証言する。

「部屋に入れられてばかりで、寂しかった」

「分かってくれなかったの。みんなとリビングで過ごしたかった」

神奈川県が作成したやまゆり園の「意思決定支援の取組推進に関する研究報告書」には居室施錠されていた女性の声が紹介されている。

園では毎年、虐待防止研修を行い、職員による虐待防止委員会も開かれていたという。しかし入倉園長は、虐待だったとの認識は薄い。「3要件は法人全体で研修していたが、突きつめて話し合っていなかった。障害者虐待防止法をしっかり学んで（現場に）情報提供しておくべきだった。人手不足もあった」と反省の弁を口にする。バケツについては、「わからない。ポータブルトイレの中にあるバケツが置いてあったのではないか」と確認を避けた。

共同会はやまゆり園の指定管理料として、県から年間約2億9300万円（2020年度予算）をもらっている。人員配置は一般の施設よりも手厚い。

施設職員としての経験も長く障害者支援に詳しい市川和彦・会津大学短期大学部教授（障害福祉）は、「基本的に社会福祉施設は身体拘束はやってはいけない。にもかかわらず安易に身体拘束が行われており、プロ意識の欠如を感じる。強度行動障害の難しい方を預かっていたとは思うが、それに対応できる専門的な知識とスキルが不十分だったのではないか」と指摘する。

厚生労働省で虐待防止専門官を務めた曽根直樹・日本社会事業大学准教授も、「本来なら県立施設として、県内の障害福祉を牽引する立場。虐待防止法を知らないはずがない。身体拘束の3要件について厳しく問われる時代に、漫然と身体拘束をしていたとしたら、法人の管理者として認識が欠けていたと言わざるを得ない。虐待は刑法にも触れる行為。外部から指摘されるまで公表しなかった法人に、指定管理を随意契約で進めようとしていた県の責任も問われる」と厳しい。

身体拘束は心身にも影響を与える。行動障害に詳しい精神科医の内山登紀夫・大正大学教授は「長時間閉じ込められたり、車椅子に拘束されたりすると自由が奪われるので、当然ストレスがかかり、攻撃的になるなどの問題行動が出てくる。それを抑えるために、また行動制限をする悪循環に陥ることが多い」と指摘する。

やまゆり園で行われていた身体拘束は本当に必要だったのか。私たちは園を出て別の施設で暮らす女性のもとを訪ねた。

■1日11時間、車椅子に拘束

明るい日差しが差し込む広い作業スペースで、由美さん（仮名・41）は、椅子に座り、テーブルに置いたパズルに夢中になっていた。様々な形の穴が空いた箱に、同じ形のピースを探し一つずつ入れていく。すべてのピースを入れ終わると、傍らにいた女性職員が、

「全部できたね」と声をかけ、由美さんはゆっくりと顔をあげて笑顔を向けた。

由美さんは毎日、住んでいるグループホームから数百メートル離れた日中活動の作業場所まで歩いて通う。パズルなどの機能訓練をしたり、絵を描いたりするほか、週に1度は近くの団地の廃品回収の仕事をしている。

由美さんがやまゆり園を出て、グループホームに来たのは2018年5月。来た時は車椅子に乗せられ、うまく歩けない状態だったという。

約20年間、やまゆり園で暮らした。入所したのは県立直営の時代だ。県とやまゆり園が作成した記録によると、歩行が不安定で多動だったことから昼間は多くの時間、車椅子に保護ベルトをはめられて過ごした。運営が共同会に委託されてからも、車椅子から腰が離れないようにY字型のバンドによる拘束が続いた。2015年、転倒してけがをしたことをきっかけに拘束時間が延び、けがが治った後も「職員の対応が行き届かない」ことを理由に、2017年まで1日8~11時間拘束されていた。事件後、横浜の仮園舎に移ってからも「見守りが十分にできなかった」などとして1日9時間程度の拘束が行われていた。

由美さんの母親によると、入所前、由美さんは言葉を発し、絵を描いたり、名前を書いたりすることもできたという。だが、長時間の拘束のせいか言葉や手の巧緻《こうち》性が失われていた。

入倉園長は「(けがをしないようにという)両親の要望を振り切ってでもベルトを外すことはできなかった」と説明する。

しかし、母親は「安全は望んでいたが、まさか1日9～11時間も拘束されているとは思わなかった。長時間座っていたためお尻がただれていることもあった。娘には可哀そうなことをしてしまった」と悔やむ。

グループホームに移ってから、リハビリや専門的な支援を受けるうちに歩き方もしっかりとし、表情が豊かになってきたという。「洗濯物を干したり、靴の紐を結んだり、ここの職員は、根気強く見守りながら由美にやらせて、本人の持っている力を引き出してくれる。可能性のある人間として見てくれているのです」と母親は語る。

ただし、今も両手を顔に当てる動作を繰り返す常同行動がみられる。由美さんの支援者は「拘束されている間、唯一自由だった手を動かしていたことが、自分の意思でコントロールできない状態として残っているのではないか」と話す。

植松死刑囚が事件を起こす前、衆院議長にあてた手紙にはこんなくだりがある。

「障害者は人間としてではなく、動物として生活を過ごしております。車イスに一生縛られている気の毒な利用者も多く存在し……」

その風景はもしかして、由美さんのことだったのだろうか。

由美さんは、突然走り出したりするなどの行動障害がある。

こうした人への支援で陥りがちな問題として、支援者はこう解説する。

「やまゆり園の職員は、由美さんを『問題行動の多い困った人』と見ていたのではないか。

働きかけてもうまくいかないと、『何もできない意思のない人』と評価し、次第に本人を守るために安全第一にと考えてしまう。管理職もけがのリスクを恐れて同調し、『安全のための拘束はやむをえない』という空気が醸成されたのでしょう」

「まず、やまゆり園では必要とされた拘束が、ここでは必要ない。本人のどこに生き難さがあるのかを探さなくてはなりません。何に困っているのかが見えてくると、その困りごとを一緒に解決しようとする中で、本人に意欲が生まれてくるのです」

■不審な事故

度重なる事故の対応に不信感を抱き、保護を求めて園を出た人もいる。

吉田壱成《いっせい》さん（26）は2013年にやまゆり園に入所。重度の知的障害がある。厚木市の虐待通報対応経過報告書と母・美香さん（47）の話を総合するとこうだ。

2018年10月5日、美香さんが面会に行くと、壱成さんが右足を引きずり「痛い、痛い」と言いながら出てきた。職員に尋ねると「転んだか、他の利用者か誰かが踏みつけた可能性がある」と説明された。壱成さんは「（やまゆり園に）戻りたくない」と訴えた。病院で打撲と診断されたが、青いあざは足の根元から足先まで広範囲にわたり、腫れ上がっていた。園の家族向け手紙によると、壱成さんがいた6寮では同月、20日までの間に入所者のけがが骨折1件を含む計5件あった。

美香さんは園の説明があいまいで、これまでも帰宅後に園に戻るのを度々嫌がっていたことから不安に駆られ、虐待を疑った。２年前に足を骨折した時も原因が不明なままだった。別の法人の施設で保護してもらうことになり、その過程で関係者が壱成さんの住所地である厚木市に虐待通報した。

園側は厚木市の聴取に、壱成さんがいた６寮は行動障害の人が多く、「トラブルが起きやすい」「原因不明のけががあるのは事実」と認める一方、「けがをした場合はどんな小さなことも家族に報告している」「虐待防止委員会を月１回開いている」などと説明。けがの原因は、３つの可能性を示したがどれも利用者同士のトラブルにより、「尻もちをついた」「居室内の危険個所にぶつけた」とする内容だった。

結局、この件は虐待とは認定されなかった。

不可解なのは、厚木市障がい福祉課は通報を受けて翌日、園に聴取に行くが、壱成さんには一度も会わず、けがの状態も確認しないまま、その日に「職員による虐待の事実は確認できない」と結論していることだ。

虐待調査であれば、まず被害者の状態を確認するのが基本だ。

この点を指摘された厚木市は、６日後にようやく職員が壱成さんに面会した。その後、「本人の受傷の原因が不明であるにもかかわらず原因究明を行っていなかった点や、利用者間のトラブルを認知しながら再発防止策がとられていないことについては、支援方法として適切ではない部分があったと言わざるを得ない」としてやまゆり園に改善指導を行った。

美香さんが園に不信を感じたことには別の理由もある。壱成さんは毎週帰宅するが、迎えに行くたびにフケだらけでおしっこ臭かったという。「刺激が苦手な人がいるため」として、6寮はユニットの入口が施錠され職員以外、親も入ることが許されなかった。「面会に行ってもほとんどの職員は、普段の様子を報告してくれず、どういう支援をしているのか全く見えてこなかった」。それでも、「息子を預かってもらっており、なかなか園に意見は言えなかった」と複雑な心情を吐露する。

入倉園長は「けがをさせてしまったことは申し訳ない。ご家族に対してコミュニケーションが不足していた」と説明。他の法人に移ったことは、「ちょうど外に出ることを模索していたタイミングだったのだと思う」と話し、吉田さんの不信には言及しなかった。

美香さんは「息子みたいな人の支援が難しいのは分かるが、本人は何が起きたのか説明できない。虐待でなかったとしても本当の原因を知りたいし、丁寧に説明をしてほしい。何より真摯《しんし》に謝罪してほしかった」と話す。

壱成さんが今の入所施設に移ってから気づいたことがある。やまゆり園にいた頃は、帰宅して寝る前の1、2時間いつも怒ったような口調で、「こらっ」「早くしろ!」と言い続けていた。それが今は、ゆったりした口調で「楽しかったねー」「おつかれさま」などと話すという。壱成さんは聞いた言葉をそのまま繰り返す特徴がある。「職員が話す言葉が影響しているのでしょう」と美香さんは推測する。

今、壱成さんは週5日、リサイクル施設で働き月約７０００円の収入を得ている。

「やまゆり園ではずっと『問題行動が多いので働けない』と言われ、何もできない子だと私も思い込んでいた。まさかフルタイムで働けるなんて……。今は個別性のある専門的な支援を受けていると感じます。一体、何が違うのでしょうか」

■相次ぐ障害者虐待

障害者施設の職員による虐待は増え続けている。

厚生労働省によると２０１８年度の障害者施設職員による虐待の通報は２６０５件、虐待と認定されたのが５９２件、被害者は７７７人。いずれも過去最多を更新した。被害者の7割以上が知的障害者で、自傷他害やパニックなどの行動障害を起こす人への虐待が多い。

一方、通報や相談があっても虐待と認定されないケースも多い。２０１８年度の通報件数のうち、事実が認定されたのは約2割にすぎない。通報を受けると市町村の担当職員が事実確認を行い、虐待があったかどうか認定する仕組みだが、自治体の意識や職員のスキルによって認定の差は大きい。

障害者の権利擁護に詳しい大石剛一郎弁護士は、施設内虐待についてこう指摘する。

「閉ざされた施設での虐待は隠されてしまえば分からず、立証ハードルは極めて高い。自

「津久井やまゆり園」から別の施設に移り、リサイクル施設で働く平野和己さん（右）

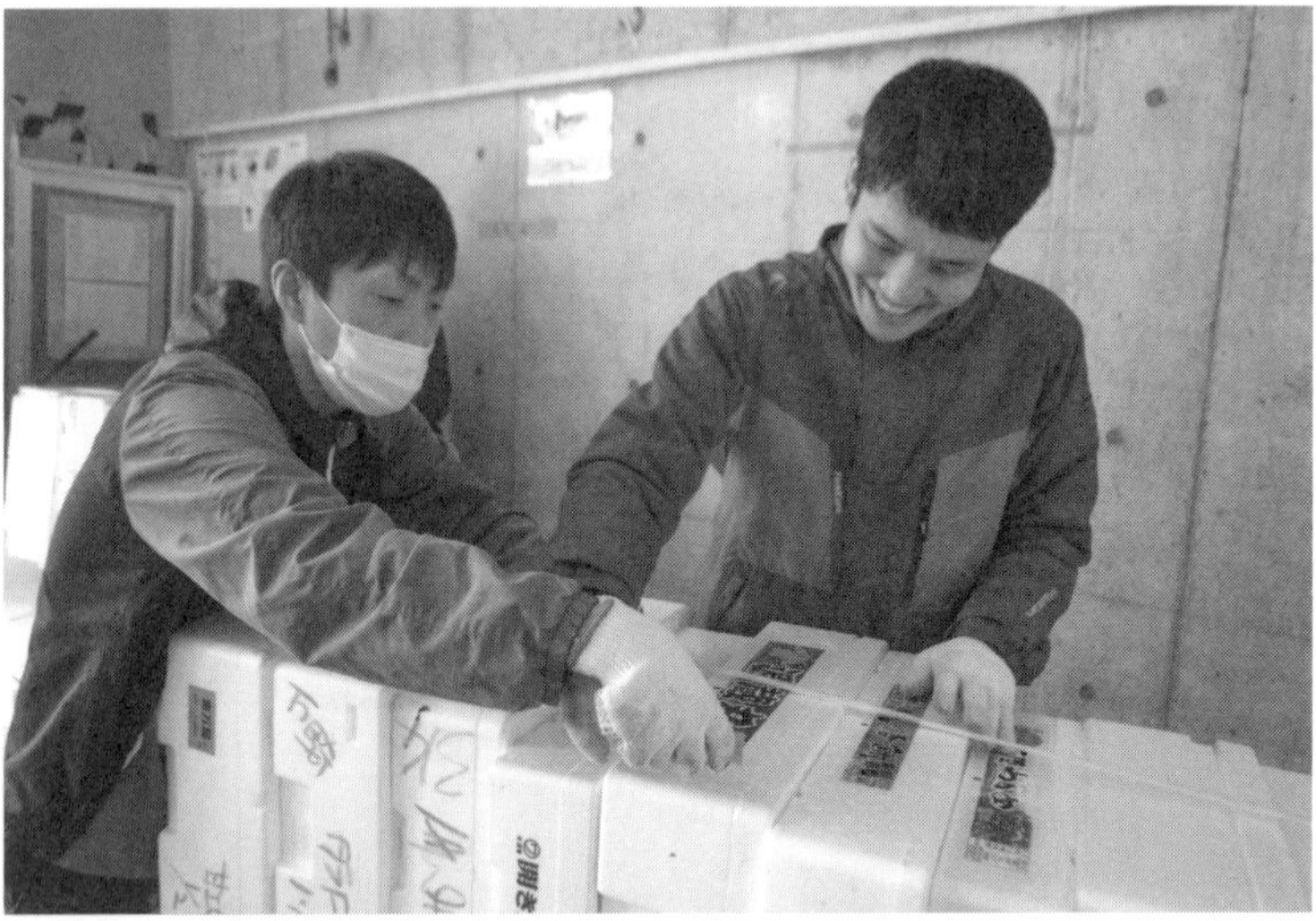

分の意思を周囲から把握されにくい知的障害者が被害者であればなおさらだ。行政が虐待認定しない場合、施設の責任を追及するためには損害賠償請求訴訟を起こすか、刑事告訴するしかないが、施設に預けているなら家族は人質を取られているようなもの。だからこそ施設側や行政がしっかりと調査する必要がある」

■問われぬ支援の質

もう一人、やまゆり園を出た人に会いに行った。

横浜市にある廃プラスチックをリサイクルする作業所。屋根の高い、広い作業場で、十数人がスーパーから運ばれてきた発泡スチロール容器のラベルをはがし、次の工程に運ぶ作業をしていた。平野和己《かずき》さん（29）は手袋をはめた手でカッターを使い、真剣な表情で丁寧に一つ一つラベルをはがしていた。比較的障害の重い人たちが働く就労継続支援B型の作業所だが、和やかな雰囲気の中でも作業はスピード感があり、福祉というよりは「職場」の雰囲気が漂う。

和己さんは2歳で熱性けいれんを起こし、重い知的障害を負った。やまゆり園には24歳で入所し約4年過ごした。障害の重さを示す支援区分は最も高い「６」だ。事件から２年後、やまゆり園から別の法人が運営する横浜市のグループホームに「地域移行」した。

現在は、この法人が運営する入所施設で暮らしながら、週5日、朝9時半〜午後5時まで働き、月に約８０００円の工賃を得ている。断片的だが言葉を話し、慣れた職員とのやりとりはスムーズに見える。食事の時も時折、「おいしい」「これなに？」と隣に座った職員に穏やかに話しかけながら、箸を上手に使い完食した。

和己さんの父・泰史さん（68）と母・由香美さん（60）によると、やまゆり園にいる時、和己さんは生活介護（日中活動）を受けていた。隔週ごとに息子に会いに行っていたが、平日の行動は分からない。２０１７年末に園から支援記録を取り寄せて驚いた。

週5回あると説明されていた日中活動が、週1〜3回ほどしか行われていなかったからだ。個人記録を見せてもらった。２０１４年7月は、平日22日のうち午前も午後も日中活動があったのは3日、午前か午後にあったのは6日。残り13日は日中活動の記載はない。

時間も1時間程度が多い。

2015年1月は和己さんが園にいた平日19日中、午前も午後も活動があったのは0回、午前か午後にあったのは5回だ。16日間は日中活動がなく、「テレビを見て過ごす」「ゲームをして過ごす」と記されていることが多い。翌年は日中活動の回数は増えている。事件が起きた2016年7月は事件前日までの平日16日間は午前・午後とも活動が記されているのは9日、午前・午後いずれかは7日（うち1日は「起床が遅くグループ活動不参加」と記載）。しかし、活動内容は「ドライブ」がほとんどだ。

泰史さんは職員に理由を尋ねたが、「職員が足りず、予算もないから毎日はできない。各棟からその日連れていけそうな人をピックアップしている」と説明されたという。

他にもおかしいと感じる点があった。吉田さん同様、面会に行くたびに和己さんが「フケだらけでおしっこくさかった」。床に粗相する利用者がいると職員から説明を受けたが、「1日も早く出したい」と思った。

やまゆり園を何度も訪れた泰史さんは、昼間、リビングにただ座っている入所者の姿を見て「くつろいでいるようにも見えるが、放置されているともいえる」と感じたという。「能動的に何かをする機会がないまま過ごすうちに無気力になり、体力も失っていってしまう。しかし、これを園では『皆さん穏やかに過ごしている』と言う。

ただ、こうした実態は、実は親も知らない。保護者会で園は日中支援をきちんとやっていると説明します。親は誰しも、子どもを施設に入れて後ろめたい。他に行く場所がないことも多く、お世話になっているから文句を言いにくい。親も子どもが施設で快適に過ごしていると思いたい。そういう意味では園と親の思惑が一致してしまっているのです」

両親は、今の施設に移ってからの和己さんの変化に驚いている。この法人の方針は第一に、「利用者の人生の質を高める仕事を創ること」。どんなに障害が重くても施設から出て地域で暮らすことを目指す。パニックを起こした時は職員たちが、和己さんがどこに生きづらさを抱えているのかという視点で、徹底的に原因を探る。

「毎日体を動かしているせいか、体つきががっしりしてきた。前はおぼつかなかったのがまっすぐ歩く。仕事も『こんなことができるんだ』と驚きました。何より表情が豊かになった」と由香美さんは頼もしそうに話す。週末はガイドヘルパーと水族館やサーカス、外食、フクロウカフェにも出かける。

泰史さんは「ここまで変わったのは、前は体を動かしたり、外出したりする機会が少なかったからでしょう。毎週のように施設の外に出ていろんな人と接する中で脳が活性化しているようだ。何が食べたい、何がしたい、と言うようになってきた」。

一方、事件のことになると声を落として言った。

「仕事を始めた頃、障害者はかわいいと言っていた男が、なぜ変わってしまったのか。園で入所者がどう扱われていたかということと事件が、無関係とは思えないのです。ああした風景を見るうちに、彼はもしかして『障害者が生きていることは意味がない』と感じてしまったのかもしれない。ただ、これはやまゆり園だけの問題ではない。親も施設に入れて安心して、子どもたちの様子を知ろうとしなかった部分があるからです」

両親は事件を考える集会などで度々、やまゆり園の支援について疑問を投げかけている。

日中活動は実際行われていたのだろうか。

入倉園長はピックアップについては「限られた職員でそういう時はある」と認めつつ、「和己さんは（職員が対応するには）大変な人で、彼のことは他の利用者よりも毎日考えていた」と反論する。ただ、日中活動をすれば必ず個人記録には記録するという。だとすると、平野さんの主張は正しい。そして他の入所者はもっと日中活動が充実していなかったことになる。

入倉園長は和己さんら園を出た3人の今の生活について、「そこの事業所さんがよく取り組んでいる。機会の提供を単純に私たちはしていなくて、そこの法人はしたということ」と認めつつ、しばらく考えてから言った。

「でも、本当に本人が望んでいるのかなとは思ってしまう」

入所施設の支援の実態は、本人と職員にしか分からない。しかし、重度知的障害者がそのことを明確に伝えることは難しい。支援の質を評価することも難しい。

日中活動は、障害者総合支援法に基づくサービス。事業者は活動を提供することで、報酬を得るが、どんな内容でも基本的に収入は同じだ。手間暇をかけるほど人手が取られ、費用もかさむ。

神奈川県内の別の法人で施設長を長年務めた男性は、「日中活動の質は施設によってばらばら。入所者が高齢であることを言い訳にしたり、職員のスキルが不足していたりするために具体的な活動をせず、ただ利用者を放っておくところも少なくない」と実態を明かす。「ドライブは職員にとっては楽だが、利用者は座っているだけ。少しでも能動的な活動ができるように工夫しないといけない」と話す。そしてこう投げかける。

「本当の問題は、障害者がどんな生きがいを持てるのかを問わず、ただ施設に入れておけばいいと社会全体が考えていることではないでしょうか？」

これまでやまゆり園を出た3人のケースを見てきた。分かるのは3人の生活が大きく変わったことだ。その理由について、入倉園長に尋ねても説明は要領を得ない。

■当事者不在の「検証終了」

共同会が運営する別の施設の元園長が女児への強制性交等容疑で逮捕され、やまゆり園でも虐待が疑われる情報が県に寄せられるようになったことを理由に、神奈川県の黒岩祐治知事は２０１９年12月5日、共同会の指定管理期間を短縮する方針転換を示した。これは共同会任せだった園の運営主体の見直しを意味する。指定期間終了後は、公募で管理者を決めるためだ。

黒岩知事の狙いは、支援現場の課題を見直し入所者の処遇を改善することだった。私たちの取材に、「実はやまゆり園の支援に問題があったという話は、事件後の早い時期に聞いていた」と明かし、「県にはこうした問題を見逃してきた責任がある」と話した。しかし指定管理期間の短縮は、突然の表明だったこともあり、共同会ややまゆり園の家族会、法人を擁護する県議らが一斉に反発し、対立が続くことになった。

背景には、議会軽視とみられがちな黒岩知事への不満もある。やまゆり園の支援の実態を調査するために知事が肝いりで設置した検証委員会が、長期にわたる居室施錠など虐待の疑いを指摘すると、一部議員は入所者には目を向けず、「過去の古い話を蒸し返している」などと委員個人への批判を繰り返した。家族の7割が共同会の運営に満足しているというアンケート結果も示されたが、その施設しか知らず、子どもを預けている家族は「反対」とは表明しにくい。割り引いて考えなければならないだろう。このアンケートを引き合いに「Nothing without us about us（私たち抜きに私たちのことを決めないで）」と主張する議員もいた。しかし、この言葉の意味は、「障害者自身を置き去りにして周りの意見で障害者のことを決めない」。アンケートに回答したのは障害者本人でなく、ほとんどが家族だ。「当事者不在」の言葉の誤用に福祉関係者は呆れた。

地元メディアも目先の政治的対立を取り上げ、障害者虐待という人権問題には目を向けなかった。

共同会は指定管理期間についての県との協議を拒否し、対立が続いた。

そこで起きたのが「検証の終了」だった。

検証委員会が中間報告を県に提出した４日後、県は突然、議会厚生常任委員会でやまゆり園の虐待の「検証終了」を宣言した。検証委員には事前に伝えられておらず、はしごを外された格好だった。

同時に県議会には、指定管理期間を短縮する議案が提案された。検証終了が、議会や共同会との対立解消の「取引材料」にされたと考えられた。

「本来なら虐待の疑いについて調査し、入所者の処遇改善をするのが県と法人の役割。しかし、共同会はこれ以上、『不都合な真実』が露見しないようにしたい。県当局は設置者として不適切な支援を見逃してきた責任を問われたくない。両者の利益が一致した結果、入所者のことは二の次にして、検証をうやむやにしようとしたのではないか」と関係者は口をそろえる。

「検証の終了」を私たちが報道すると、全国の障害者団体や専門家から「当事者不在の議論だ」「入所者の処遇改善のために調査を」と批判が相次ぎ、検証の継続を求める要望書が神奈川県や県議会に提出された。県は一転し、検証の継続を表明した。

■過去にも虐待隠蔽《いんぺい》

厚生労働省の元障害者虐待防止専門官の曽根さんは一連の動きについて、「虐待の疑いがあれば、行政が適切に権限を行使することが法で義務づけられている。調査をうやむやにするのは虐待防止法の趣旨に明らかに反する。過去の事実に向き合えないのは隠蔽と同じ。いつかまた虐待が起きることにつながる」と指摘する。

実際、過去にも虐待が隠蔽されていた。

2018年7月、車椅子に長期間拘束されていた由美さんについてNHKがいち早くその実態を放映。1日12時間以上拘束していた記録も示され、波紋を呼んだ。

慌てた県と共同会は、由美さんのケースについて、身体拘束の廃止と支援の質向上に関する「検討報告書」を作成。調査で長期間・長時間にわたる拘束について把握していたにもかかわらず、報告書ではなぜか、「ガイドラインに沿った対応であったことが確認され、直ちに不適切な支援とは言えないことが認められた」と結論づけていた。

検証委員会の中間報告はこの点を問題視。一時性が満たされておらず「ガイドラインに反した手続きであった」と指摘している。さらにこの時、他の利用者の身体拘束も把握していたにもかかわらず、県は確認していなかった。

実際、この報告から1年後の県のモニタリングでは25件の身体拘束を確認。曽根さんが指摘した通り、県と共同会はこの時に事実に向き合わず過小評価したことで、虐待の疑いが強い不適切な支援が繰り返されたことになる。

共同会の運営する施設では、愛名やまゆり園（厚木市）の複数の職員による虐待のほか、2017年に秦野精華園（秦野市）でも身体的虐待があったことが県の資料から分かっている。また、厚木精華園（厚木市）では2018年末から1カ月半の間に重大事故が7件発生。同園の報告書によると、3件は骨折（うち1件は頭蓋骨骨折）、4件は頭部裂傷などで縫合が必要なケースだった。2020年9月には愛名やまゆり園でミトンをはめられている男性の居室の引き戸の取手がガムテープで塞《ふさ》がれ、男性が中から開けられない状態が続いていると通報があり、県が立ち入り調査した。

共同会は2019年末、知事への質問書で「平成30年4月には拘束ゼロを達成しました」と表明していた。しかし、前述した通りその後25件の身体拘束が確認されている。

こうした経緯があるにもかかわらず、検証委員会が出した中間報告に対して草光純二理事長が出したコメントには、次のように記されている。

「ひたすら過去の虐待疑いを指摘しているが、法人は意思決定支援が開始される以前から、車椅子のY字帯による拘束や居室施錠の改善に取り組み、拘束を少なくすることに成功した事例があるが、そうした努力は取り上げられていない」「単に記録の読み取りから『虐待』の疑いが極めて強いと判断して、会見において津久井やまゆり園の批判を繰り返したことは、いたずらに利用者・ご家族、職員に不安と混乱を生じさせ、津久井やまゆり園再生の取り組みを阻害・遅延させる結果を招いた」

そこには、障害者の立場に立った姿勢や、指摘を真摯に受け止める姿勢は乏しい。

■鳥取県は迅速に対応

居室施錠による虐待は鳥取県でよく似たケースが起きている。

２０１６年、障害者入所施設の鳥取県立鹿野かちみ園（鳥取市鹿野町）で、知的障害のある女性入所者３人が３〜20年にわたり１日６時間半〜14時間、居室を外部から施錠されていたことが発覚した。当時、鳥取県厚生事業団が指定管理者として運営していた。

60代の女性は、雑貨などを食べてしまう「異食行為」を防ぐためとして約20年にわたり、日中活動や食事などの時間を除く１日10時間施錠されていた。

40代の女性は他人に暴力を振るったことを理由に約7年間、１日14時間施錠されていた。暴力はここ数年落ち着いていたが、閉じ込め行為は続けられていた。別の40代女性も同様の理由で約3年間、１日６時間半施錠されていた。３人の家族からは施錠に同意を得ていたという。

鳥取県の対応は素早かった。

虐待疑いの情報提供を受けた県東部福祉保健事務所（当時）は、２日後に鳥取市に通報。１週間後、鳥取市と県が共同で立ち入り調査し、１週間後には虐待を認定した。県は事業団に行政指導を行い、原因究明と再発防止策を求めた。

この事件は、全国の施設関係者に衝撃を与えた。

当時、行動障害のある人を居室施錠することは多くの施設で横行していたからだ。実際、事業団の職員や県の職員も虐待の認識がなかったという。支援現場では「事故が起きると危ないから」「本人のために」「保護者が承諾している」と習慣的に施錠していた。だが、ガイドラインに照らしたところ、明らかに虐待だった。

当時、障がい福祉課長だった小林真司さんはこう振り返る。「3年に1回の監査をしていながら入所者の生活までは見ておらず、気づかなかった。十数年間、拘束されていた方には本当に申し訳ないと思った」

福祉や情報公開を掲げてきた平井伸治知事は、調査の徹底と再発防止を指示した。小林さんは監査マニュアルを見直し、支援現場も必ず見ることを盛り込むなどした。事業団も施錠を前提としない支援に取り組んだ結果、身体拘束の必要はなくなった。

「支援する側は『本人のため』と思っていたが、実は職員にとって管理しやすいということに過ぎず、虐待だったのです。行動障害には理由がある。鍵をかけるのではなく、その人の困難さの理由を探ることが必要なのだと気づきました」

■植松死刑囚からみた施設の仕事

植松死刑囚は、支援の仕事をどうみていたのか。

月刊誌「創」の篠田博之編集長との接見で、やまゆり園での仕事について問われた植松死刑囚は、「むしろ楽な仕事だ」と答えている。労働条件や待遇には不満はなく、「例えば『見守り』という仕事があるのですが、本当に見ているだけですから」、言うことを聞かない障害者には「暴れた時は押さえつけるだけですから」と話している。

「ただ彼らを見ているうちに、生きている意味があるのかと思うようになったのです。それは現実を見ていればわかることだと思います」

社会保障法の観点から事件の調査を行っている愛媛大学の鈴木靜教授はこの点に着目し、こう指摘する。

「本来、見守りは利用者の意思やペース、自主性を尊重し、自傷他害を防ぐ目的に行われるもので高度な専門性を求められる。『ただ見ているだけ』からは、専門性のかけらもない働き方がみてとれる。彼が曲がりなりにも仕事ができていたやまゆり園のケアには問題があったと言わざるを得ない」

やまゆり園の支援についてよく知る関係者はこう指摘する。

「今は外部の目が入り改善もみられるが、前の支援のレベルは5段階評価で言えば2。ネグレクトに近い具体性のない『寄り添い』や『見守り』も行われていた。単調な入所施設の生活では、入所者の経験や元々あったパワーはそぎ落とされてしまいがちです。そうした施設は、生存は支えるが生活は支えない。生かさず殺さず、でも笑顔も豊かな生活もない。ただ、これはやまゆり園だけでなく、すべての入所施設の問題です。本来問われるべきは、入所者の日々の生活の質なのです」

これまでやまゆり園を出た人たちの生活の変化や、その後明らかになった園での身体拘束の実態を見てきた。一方、障害者の入所施設での虐待は全国でも起きている。そこには社会から離され、集団で入所者を処遇するという構造的な問題がある。そして、そうした「分離」を生んでいるのは、社会全体が望んでいるからでもある。

植松死刑囚は異星人ではない。やまゆり園、入所施設が構造的に持つ問題とグラデーションでつながっている。日本の障害福祉が生み出したモンスターなのかもしれない。

■旧優生保護法との重なり

かつて、障害者らへの断種を認めた旧優生保護法（1948〜1996年）があった。法律の下で、2万5000人もの障害者らが不妊手術を受けさせられた。被害が注目され、当時の状況が明らかになったのは、つい最近のことだ。

戦後最大の国家による人権侵害と、今の施設における障害者の処遇の問題が重なると言ったら大げさだろうか？

旧優生保護法取材班だった私たちの取材で見えてきたのは、障害者本人の意思を無視して周囲が「本人のため」と推し進めたこと。障害者に関わる福祉関係者、医師、厚生省（当時）や自治体の役人たちが、自らの職務の中で人権侵害に気づくことなく、あるいは途中で気づいたとしても、自分たちの利益を優先させ、加担し続けたことだった。被害者の多くが自分で被害を訴えることができない知的障害のある人たちという点も共通する。

県や法人が入所者のことを蚊帳《かや》の外に置き、自分たちの責任を逃れるかのように真相究明をごまかそうとする姿勢は、旧優生保護法下での被害と同じ構図だ。

メディアの無関心も同じだ。

障害者が大量に殺傷されれば大きなニュースになるが、見えないところに遠ざけられ、そこで鍵をかけられたり、車椅子に縛り付けられたりして暮らすことには、恐ろしいほどに無関心ではないか。

弁護士の大石剛一郎さんはこう話す。「施設内虐待は、本人の障害・その特性に対する無理解、職員の体制と援助技術の未熟さ、福祉における関係性・施設の構造の問題、そしてそのすべての底流にある人権意識が原因です。そこには社会の風潮・価値観・関心・無関心が投影されている。そうしたものの吹きだまりであるように感じるのです」

旧優生保護法下での被害についても発信を続けてきた藤井克徳・日本障害者協議会代表も、相模原殺傷事件と生産性を重視する社会とのつながりに着目してきた。藤井さん自身も視覚障害者だ。

「やまゆり園の事件は、社会における障害のある人に対する偏見と差別・虐待、そして施策の立ち遅れの実態を、植松聖という一青年の姿を通して体現した『氷山の一角』にすぎないのです。事件の背景が分からないまま裁判は終わってしまった。だからこそ、社会で考え続ける必要があるのです」

第7章　「優生社会」化の先に　誰もが新たな差別の対象

■コロナ禍と「命の優先順位」

「私たちの命を軽視しないでほしい」

新型コロナウイルスの感染拡大によって世界の景色が一変した２０２０年春。障害者やその家族らが危機感を募らせ、一斉に声を上げた。

危機感の理由は、感染者の急増で医療崩壊が迫れば、救命治療から排除されてしまう事態が予想されたためだ。感染拡大に歯止めがかからない欧米では、限られた医療資源の配分を巡り、その懸念が現実化していた。

「重度の知的障害、進行性認知症、重度の外傷性脳損傷の人々は人工呼吸器の補助の対象にならない可能性がある」

人工呼吸器が不足した場合を想定し、米国アラバマ州はこのような指針を打ち出した。多くの抗議を受けて指針は撤回されたが、一度示された見解は関係者に衝撃を与えた。

感染爆発が起きたイタリアでは3月、実際に医療資源が不足する事態が起き、病院ではどの患者に優先して配分するのか決断を迫られた。現場の医師の決定を支える倫理指針を発表したイタリア麻酔鎮痛集中治療学会は、集中治療を行うかどうかの判断について「治療対象となる年齢に上限を設ける必要があるかもしれない」と、年齢で線引きする方向性を示した。イタリア国立衛生研究所が4月に発表した統計によると、新型コロナウイルスの感染で亡くなった人のうち、70歳以上のお年寄りが8割以上を占める。

同じ頃、日本では医療崩壊は起きていなかった。だが、東京や大阪などの大都市で感染者が急増し、医療資源をどう配分するのか、先手を打って議論を求める声が上がり始めた。

「(人工呼吸器を) どの人から装着するのかの判断を医療者だけに求めるのは非常に酷。日頃から心の備え、情報の備えをしてほしい」

政府の新型コロナウイルス感染症対策専門家会議が4月に開いた記者会見で、委員を務める東京大学医科学研究所の武藤香織教授 (医療社会学) はこのように呼びかけた。

先回りして基準を作る動きは、国内でも始まっていた。

医師や看護師、倫理学者らでつくるグループ「生命・医療倫理研究会」の有志5人は3月末、人工呼吸器を配分する際の判断基準の試案を公表した。感染者の爆発的な急増は「災害時医療におけるトリアージ (優先順位の決定:引用者注) の概念が適用されうる事態」と位置付け、救命の可能性が低くなった患者から人工呼吸器を外し、救命可能性の高い別の患者へ付け替える「再配分」を許容しうるとの考え方を示した。人工呼吸器以外の病床や医療機器なども、同じような考え方で判断されるべきだと提言している。

有志の中心メンバーは、竹下啓《けい》・東海大学教授（医療倫理学）。私たちの取材に、試案をまとめた思いを次のように語った。

「併存疾患や年齢による判断の可能性も議論した上で、最終的に『人工呼吸器を使えば助かる人を優先させる』という純粋に医学的な短期的救命可能性を基準にすべきだとした。障害者差別だという懸念があるのは承知しているが、議論すること自体を避けてしまうのはおかしい。緊急時だからと言って『火事場泥棒』のような荒っぽい議論をしてはいけないが、火事への対応は考えておかなければならない」

高齢者が集中治療を若者に譲ることを想定した意思表示カードも登場した。表側には「新型コロナウイルス感染症で人工呼吸器や人工肺などの高度治療を受けている時に機器が不足した場合には、私は若い人に高度医療を譲ります」と記載され、同意した人が署名する仕組みだ。通称は「譲《ゆずる》カード」。贈り物の箱とハートの絵も描かれている。

発案した循環器内科医の石蔵文信・大阪大学招へい教授によると、目的は医療資源が逼《ひっ》迫《ぱく》した現場で、どの患者に使うべきか判断を迫られる医療従事者の精神的負担を減らすこと。趣旨に賛同する声の一方、高齢者への圧力になると批判的な意見も届いた。カードは注目を集め、４月に石蔵さんが代表を務める団体のホームページで紹介すると、アクセス数はそれまでに比べ１００倍以上に急増したという。

■追い詰められる弱者たち

「じわじわと命が選別されていく空気を感じます。命は全うしてなんぼだと思っているので、障害者だから、高齢者だからと選別されるのは嫌です」

東京都北区の中村太郎さん（仮名・40）は、さらなる感染拡大が起きたとき、切り捨てられてしまうのではないかとの不安がぬぐえない。

脳性まひによって身体に重度の障害がある。毎日11時間ヘルパーの介助を受けて一人で暮らしているが、虚弱なため感染すれば重症化しかねない。

コロナ禍は多くの人々の暮らしを制限した。中でも、中村さんのような障害のある人々は、より厳しい状況に追い込まれた。

4月のある夜、突然発熱した。新型コロナウイルス感染を疑い、翌日に病院を2カ所受診したが、「保健所に行って」と検査を断られた。感染の有無を調べるPCR検査は高齢者や基礎疾患がある人は優先して受けられるとされていたが、受けることはできなかった。次の日、保健所が休みだったため「帰国者・接触者相談センター」に朝から電話をかけ続けた。つながったのは夜10時すぎ。検査を受けたいと申し出て、「保健所につないでおく」と言われたが、翌日確認すると連絡されておらず、検査は受けられなかった。「もしコロナにかかっていて、ヘルパーにうつしてしまったら……」と不安で焦りが募った。

「僕は一人では生活できない。自分の命も大事だが、ヘルパーの命、家族の命も大切です。

ヘルパーが感染したら、介護事業所はヘルパーを派遣できなくなってしまいますが、そこに対して国や自治体が助けてくれるような制度はありません。障害者の周りには多くの人がいることが見えていないのだと感じます」

結局、検査を受けることができたのは5日後。「陰性」の結果が出たのは8日後だった。一安心したものの、万が一のことを考えて、発熱から2週間以上は同じヘルパーが連続して介助を続けることになった。複数の人が接触することによる感染を防ぐためだ。医療用ガウンはなく、雨合羽を羽織って対応した。

介護する家族にも負担は重くのしかかった。感染拡大を恐れて、介護事業所などが相次いで短期の受け入れやデイサービスを中止し、特別支援学校も休校が続いた。

介護者らが集う日本ケアラー連盟が、障害のある子どもらを介護している人を対象にした調査では、3月末時点で約4割が「介護時間が増えた」と回答。1日あたり平均5・7時間も増えていた。介護を受けているのは、感染した場合に重症化するリスクが高い人たちだ。感染予防には神経を使うが、多くの家庭で衛生資材は入手困難で出費もかさむ。

「精神的にも肉体的にも限界ギリギリで、体のあちこちに不調が生じている」

「介護抵抗が著しく暴力をふるわれる。行政の支援はサービスはもとより、助言すらなかった」

「家族会が延期となり、話せる場がないことで精神的にストレスが高まっている」

「介護者が感染者になった場合、要介護者のケアは誰がやってくれるのか」

アンケートには、追い詰められていく状況が綴られていた。

ケアラー連盟の代表理事で、重度心身障害のある娘がいる児玉真美さんは「福祉・介護業界は平時から慢性的な人手不足。それに加えてコロナ禍が起きたために、障害者を抱える家族はサービスのない状態で放置された」と分析する。精神障害や知的障害のある人は環境の変化が苦手で、ケアも複雑化する。家庭は密室のため、介護する家族も声を上げにくいが、そこに光が当たることはほとんどない。

「メディアは医療崩壊・介護崩壊を取り上げますが、それは事業所目線のものがほとんど。地域で自立している人や、在宅で親が介護している人たちには目が向けられない。障害者と家族は社会から周縁化されていると改めて感じます」

■差別を正当化する論理

新型コロナウイルスの感染拡大で、救急医療体制が限界に近付いたことが盛んに報じられた。冬場にかけての感染再拡大はさらに深刻とも予想され、人々の不安は高まっている。そうした中、想定される医療資源の逼迫を理由にして「命の優先順位付け」を進める動きに、疑問を投げかける人々もいる。

全身の筋肉が動かせなくなる神経難病の筋萎縮性側索硬化症（ＡＬＳ）を患う舩後靖彦・参議院議員は４月、次のような声明を出し、発想の転換を呼びかけた。

「高齢者や難病患者の方々が人工呼吸器を若者などに譲ることを『正しい』とする風潮は、『生産性のない人には装着すべきでない』という、障害者差別を理論的に正当化する優生思想につながりかねません。今、まず検討されるべきことは、『誰に呼吸器を付けるのか』という判断ではなく、必要な人に届けられる体制を整備することです」

障害の研究者や当事者で構成する障害学会（会長＝立岩真也・立命館大学教授）も、障害者の治療が拒否されたり、後回しにされたりする背景に、「障害者の生命の価値を低く見てしまう差別的な考え方（優生思想）」があると指摘した。「医療関係者の皆様には、万が一にも障害者の生命を軽んじることがないようにお願いします。それは、障害者差別解消法が官民に対して禁じている『不当な差別的取り扱い』です」と警鐘を鳴らした。

「日本では医療崩壊が起きる前から、こうした事態なら『命の選別』が起きても仕方ないという空気が形づくられつつある怖さを感じる」

ケアラー連盟の児玉さんは、人工呼吸器「再配分」の提言や「譲カード」が登場し、一定の支持を得つつある国内の空気に危機感を募らせる。今回出てきたトリアージの問題は、障害者ら45人が殺傷された相模原殺傷事件と根っこでつながっていると感じている。

「多くの人があの事件から『優生思想』への懸念を言い始めましたが、安楽死・尊厳死の議論や医学的に見て治療の効果がない人に医療を提供すべきでないという『無益な治療論』はじわじわと広がっていました。事件を起こした植松（死刑囚）という人は、こうした社会の意図・意志を投影され、愚かにも代行させられてしまった若者のように私には見えるのです。投影された社会の意図・意志が、思いがけない形で私たちの前に現れてきた。それがコロナ禍でのトリアージではないでしょうか。個々の障害者に目が向かない社会のあり方がここでも反映している。そして、出てくるなり国民のコンセンサスを得そうなことに不気味さを感じるのです」

■「生産性」で人を値踏み

命に優先順位をつける発想は、コロナ禍という非常事態だから生じたわけではない。

近年露呈した例に、自民党の杉田水脈・衆議院議員が2018年7月に発売された月刊誌「新潮45」への寄稿で、LGBTと呼ばれる性的少数者の人々を「生産性がない」と決めつけた問題がある。

LGBTとはレズビアン（女性同性愛者）、ゲイ（男性同性愛者）、バイセクシャル（両性愛者）、トランスジェンダー（心と身体の性の不一致）、それぞれの頭文字を組み合わせた言葉だ。杉田氏は「『LGBT』支援の度が過ぎる」と題した論考で、次のように持論を展開した。

「彼ら彼女らは子供を作らない、つまり『生産性』がないのです。そこに税金を投入することが果たしていいのかどうか」

公然と発した杉田氏の言葉には、さまざまな角度から批判が集中した。

子どもを作らない人々に価値がないかのような乱暴な物言いは、LGBTの人たちはもとより、病気やさまざまな事情で子どもができない人、また産まないという選択をした人々に対する人権意識を欠いている。子どもを作るかどうかを公的支援の判断基準にするというのも、論理に飛躍がある上に、あまりに差別的だ。

さらに、「生産性」という尺度で人を値踏みする価値観を剝き出しにしたことが大きい。どんな人でも病気や事故、老いなどで「生産性」が下がることはある。そうすると、その人は価値がなくなってしまうのだろうか。杉田氏に批判が集まったのは、役立たなくなれば交換可能な機械や道具のように特定の人々を見下す眼差しが透けて見えるからだろう。

「出産を巡り思い悩んでいる人々の心も深く傷つけました」

LGBTの当事者や難病患者ら約110人で作る団体「生きてく会」は、東京・霞ケ関の厚生労働省で記者会見を開き、杉田氏に発言の撤回と謝罪を求めて声を上げた。

生きてく会は抗議声明で、このようにも訴えた。

「やまゆり園事件の犯人、植松聖も『生産性』のなさ＝働けないことを根拠に、重度障害者の殺りくを実行に移しましたが、このたびの杉田議員の発言は行為こそ伴わないものの、植松の思想と同じ根を持つものであり、人の価値を『生産性』の有無で評価するものと私たちは考えています」

当初開き直っていた杉田氏は、反発の広がりに抗しきれなくなり「不適切だった」と認めた。しかし、差別する意図はなかったと釈明して議員辞職はせず、党としての処分もなかった。「新潮45」は同年10月号で「そんなにおかしいか『杉田水脈』論文」と銘打ち、批判に対する反論特集を組んだ。ところが、その内容がさらに差別的だと火に油を注ぐ形となり、事実上の廃刊に追い込まれた。

杉田氏の言葉は多様性の否定そのもので、その意味では分かりやすい。しかし、言葉の背後にある「能力主義」は、杉田氏だけのものだろうか。

私たちの社会には、むしろ表面化しにくい形で、「生産性が低い」と決めつけられた人々に対する偏見や圧力が厳然と存在している。

■「堕ろさなきゃだめ」

「あなたが育てられるの？」

神奈川県に住む中山千秋さん（仮名・37）は妊娠が分かり、期待に胸を膨らませて訪れた産婦人科医院で、若い男性医師に予想外の言葉を投げつけられた。

千秋さんは当時24歳。精神疾患の病歴がある。

最初の入院は定時制高校4年の後半。担任の男性教諭は「寝ていてもいいから学校に来いよ。成績なんか悪くても卒業しよう」と励ましてくれ、精神科病院から通学した。20代前半まで中長期の入院を繰り返した。診断名は軽度のうつ病、精神分裂病、解離性同一性障害と変遷した。

「お前なんかいない方がいい」。そんな幻聴から、自殺未遂を繰り返した。泣きじゃくる千秋さんに、病棟の看護師は寄り添ってくれた。病気は苦しかったが、支えてくれる病院や周りの大人を信頼していた。

障害ゆえに仕事に就けず、生活保護を受けた。生産性がない、人としてみなされていないと感じることが増えた。

病状が安定すると小規模なクリニックに移り、デイケアに通った。そんな時、智さん（仮名・38）と出会い、恋に落ちて結婚。そして、妊娠した。

前述の若い産婦人科医は、精神疾患があり、生活保護を受けていることを知ると途端に表情を変えた。医師が投げつけた「育てられるの？」という言葉は、千秋さんにとって「障害者は子どもを産んではダメ」「中絶しろ」と言われているのに等しい。悔しくて涙があふれた。

千秋さんは出産した。元気な男の子だった。授乳やオムツの交換など、寝る間もないほど忙しく、疲労もたまる一方なのに、これほど子育てが幸せな気分にさせてくれるとは思わなかった。智さんと長男との3人の生活。自分も子どもを産み育てられる、と思った。

長男が3歳になった時、再び妊娠した。1度流産していただけに、喜びはひとしおだった。かかりつけの精神科クリニックに妊娠を伝えに行くと、心理カウンセラーは言った。

「生活保護を受けるなら、堕ろさなきゃダメだよ」

最初は何を言われているか分からなかった。カウンセラーは長男が生まれた頃からの付き合いで、子育てや夫婦の悩み相談に親身にのってくれていた。信頼していたカウンセラーからの「堕ろさなきゃ」という言葉に、「そういうものなんだ」と思い込んだ。生活保護を受けていたから2人目の出産はダメなんだと信じてしまった。

数日後、智さんにも伝えず、一人で産婦人科に行き、中絶手術を受けた。生活保護世帯でも出産助成を受けて産めると知ったのは後になってからだった。

「どうして、鵜呑みにしてしまったのだろう」

自ら奪った命の重さに押しつぶされそうだった。

母親や保育園、ホームヘルパーの支援を受けながら育てた長男も今や中学生になり、両親を気遣ってくれる優しい子に育った。今、千秋さんは地域生活サポートセンターで月2回、ピアサポーターとして同じ精神障害を持つ人たちの悩み相談に応じている。

「自分がつらい思いをした分、障害者でもちゃんと子どもを産めることをきちんと伝えたい」

■今も「産ませない」圧力

千秋さんの例だけではない。障害者に子どもを産ませないよう不妊手術を強制した旧優生保護法が姿を消し、母体保護法に改められたのは1996年。20年以上が過ぎた今でも、日本は障害者が子どもを産むことに冷ややかだ。

「不妊手術を受けさせられました」

旧優生保護法下で不妊手術を強いられた被害者への一時金支給の認定作業が進んでいた2020年1月、精神疾患がある男女2人が日本弁護士会連合会に人権救済を申し立てた。

声を上げたのは、東京都の米田恵子さん（42）と岩手県の片方《かたがた》司さん（69）。２人は東京・永田町の参院議員会館で記者会見し、実名で被害を証言した。

米田さんは２００９年ごろからうつ傾向になり、パニック障害も併発した。２０１５年１月、都内の病院で五女を帝王切開で出産した際、何も知らされないまま医師によって卵管を縛る手術が実施された。病院側の説明は「母体に危険があるため」だった。後に、妹から「訳も分からず同意させられた」と聞いたという。

片方さんは１９９８年ごろ、自身と同じ統合失調症を患う女性と結婚した。精神科病院に入院中の２００３年、親族や医師、ケースワーカーなどから繰り返し不妊手術を迫られた。「パイプカットをしないと一生入院させておく」。そう言われ、手術されたという。妻も卵管を縛る手術を受けた。「彼女も自分も望んだわけではない。障害者は子どもをつくることもダメなのでしょうか？」と訴える。

母体保護法の下では不妊手術の強制はもちろん違法だが、「母体の生命に危険を及ぼすおそれ」や「分娩ごとに母体の健康度を著しく低下するおそれ」がある場合、医師は本人と配偶者（ないしそれに準ずる者）の同意を得て不妊手術を実施できると定めている（第３条）。

しかし、表面上の同意があったとしても本人がよく理解していないケースは少なくない。さらには、本人が出産を望んでいても、周囲が「産ませない」現実がある。

２人の代理人を務める小笠原基也弁護士は、問題を指摘する。

「（精神科病院からの）退院条件として不妊手術を提示されるなど、自由が奪われた中で意思決定させられたり、半強制的にやらされたりしている人は多いのではないか」

プライバシーに関わるため被害の実態は顕在化しにくい。私たちの取材でも、法的な手段に訴えることができない同様の事例は他にもあった。

日本の社会には今もなお、障害者に子どもを「産ませない」圧力がある。

■加入できない医療共済

「生産性が低い」と決めつけられる人々の範囲は、急速な技術革新により、この先広がりかねない。切り捨てを加速させてはならないが、しかし、日本はさまざまな対策が後手に回っている。

「うちの娘はダメなんですか……」

大阪市で暮らす島田明子さん（仮名・35）は長女陽菜ちゃん（仮名・9）の入院費の支払いで、加入していた医療共済に連絡すると、契約先の担当者に断られた。

陽菜ちゃんは先天性の「ベックウィズ・ヴィーデマン症候群」という診断を受けている。国内の患者数は200人強と珍しく、小児期に過剰な成長を起こすのが特徴とされる。

典型的なのが「巨舌《きょぜつ》」。舌が口の中に収まりきらないくらい大きくなる。そのままにしていると、ミルクを十分に飲めない哺乳障害を起こしたり、発音に支障をきたしたりする。へその緒の中にお腹の胃や腸、肝臓といった臓器がはまり込んでしまう臍帯《さいたい》ヘルニアも併

医療共済の支払いを断られた島田陽菜ちゃんと母の明子さん（ともに仮名）

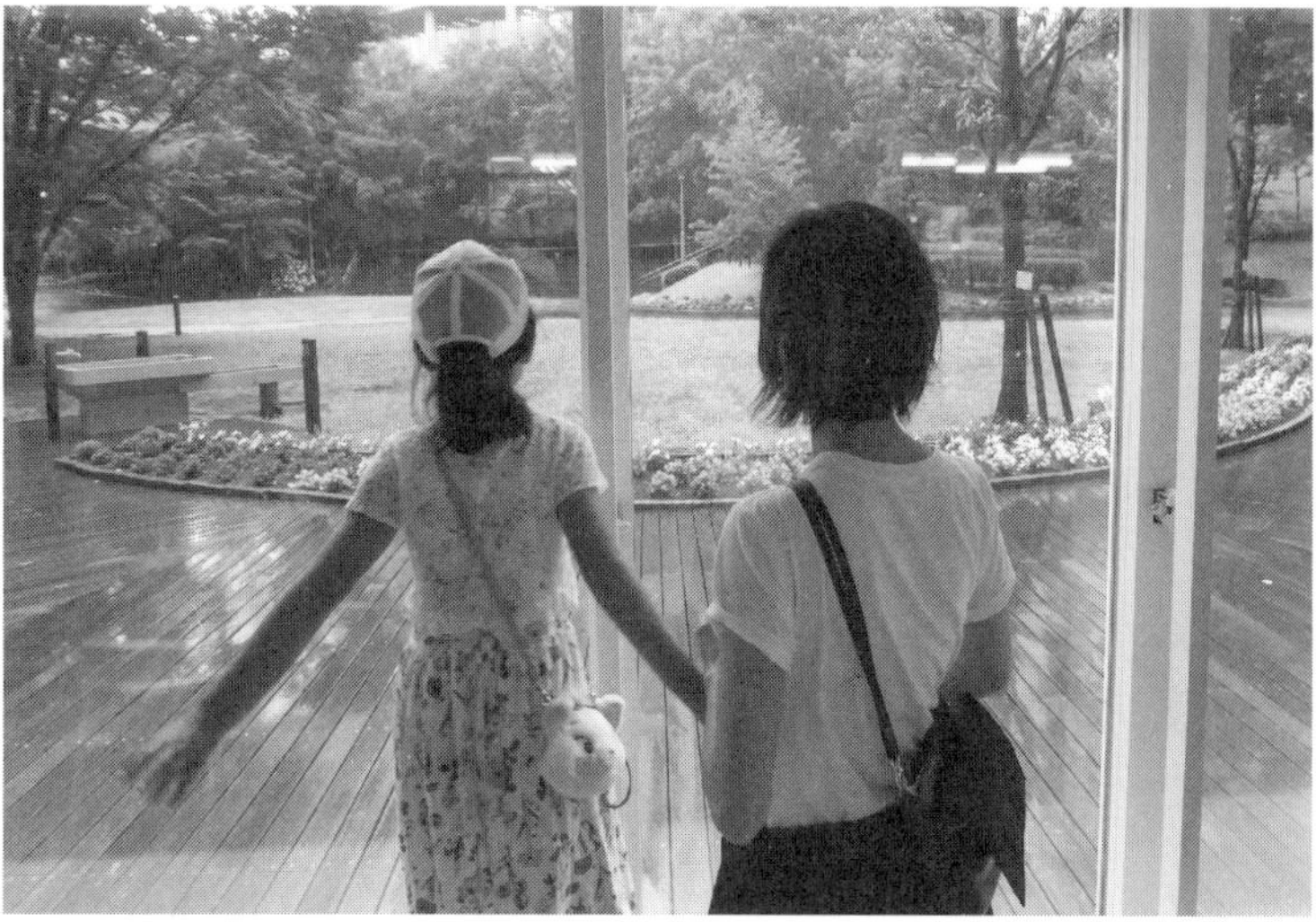

発する。

陽菜ちゃんも生後は大学病院に何度も通い、舌を小さくする外科手術などを繰り返し受けた。術後の経過は順調で、今や外見からは症状があることは分からない。

医療共済は営業担当者に勧められ、陽菜ちゃんが１歳になる前に加入した。その時点で診断を受けていたため、伝えた上で持病がある人のコースに入ることにした。「医療保険や共済に詳しくないし、育児で精いっぱいな時期だったので、営業マンに勧められるがままに入りました」という。

２歳になった陽菜ちゃんは、２度目の舌の縮小手術を受けた。入院費の支払いを受けられればと連絡したところでトラブルが起きた。担当者から告げられたのは「陽菜ちゃんは加入資格がないので、契約は解除する」という一言だった。持病がある人のコースだったが、告知要件を満たしていなかったという。

「入院費が支払われないだけでなく、娘はそもそも共済に入れないのに、なぜ加入しているんですかと、まるで私が騙したように言われてショックでした。今は元気に生活していて、いつまでも入院を繰り返すわけではないのに……」

一般に持病や既往症がある場合、生命保険や医療保険、共済には入りにくくなる。健康な人と比べて入院したり死亡したりする確率が高いとみなされ、保険会社にとって収入と支払いが釣り合わないと判断されるためだ。

では、それが将来病気を発症する確率を基に判断されると、どうなるだろう。

個人の遺伝情報が知られてしまうことで、保険の扱いや雇用、結婚などの不利益が生じる恐れは、「遺伝差別」として危惧されている。欧米は法律で差別防止を定めている国が多いが、日本は整備されていない。

■3%が「遺伝差別経験」

国内で遺伝差別の実態を探った調査がある。

厚生労働省の研究班は2017年、自分や家族の病気に関する遺伝情報によって差別を受けた経験がある人の割合が3・2%に上ったとする初の意識調査をまとめた。

調査はインターネットを通じて実施し、20～60代の男女1万881人から回答を得た。

不適切な経験について尋ねたところ、「医療保険の加入拒否や高い保険料の設定」１３６人▽「希望しない婚約破棄や離婚」19人▽「内定取り消し」９人――などが挙がった。意識調査なので受け手の感じ方によるところもあるが、３５０人近くが何らかの不利な扱いを受けたと答えている。

この調査で回答した人のうち、遺伝子検査の利用者は２％以下と少なく、大半は家族の病歴などからリスクを判断されたとみられる。

しかし、研究班が別に実施した遺伝性乳がんなど遺伝性疾患の患者や障害者への聞き取り調査では、学資保険の加入時に遺伝子検査を受けたと伝えただけで加入を拒否されたケースや、婚約者の家族から遺伝子検査を受けるよう求められた事例が挙がった。

個人の遺伝情報を調べる技術が年々向上し、医療機関での遺伝子変異の有無を調べる検査に加えて、一般消費者向けの遺伝子検査ビジネスも盛んになっている。インターネットで申し込み、自宅に届けられる検査キットに唾液や口の粘膜を入れて送るだけで、「病気のなりやすさや体質が確率的に分かる」という触れ込みだ。ヤフーやＤｅＮＡなどのＩＴ大手が参入したことでも注目を集めた。遺伝情報を大量に集めて活用するビッグデータ化は、大きなビジネスチャンスになると見込まれている。

個人の遺伝情報に応じて、がんなどの病気の診断や治療、予防に役立てるゲノム医療も本格的に始まろうとしている。だが、恩恵への期待が大きい半面、遺伝情報が漏れたり不適切に利用されたりすれば、差別が広がる恐れもある。

研究班の調査では、遺伝情報の利用に法規制を求める人は回答者全体の71％に上った。法規制で求められる内容では「第三者への無断提供や転売の禁止」や「医師や公務員の守秘義務強化」が半数を超えて多かった。

調査をまとめたのは、研究班代表の武藤香織・東京大学教授。前述の新型コロナ対策専門家会議委員も務める武藤さんは、こう警鐘を鳴らす。

「ゲノム医療の本格的普及を目前にしながら、日本は知識不足で倫理原則が普及していません。遺伝情報に基づく差別を禁ずる理念法の整備を本格的に検討すべきです」

■保険会社側の悩み

個人の遺伝情報の取り扱いには、保険会社側も頭を悩ませている。

遺伝子検査が普及する中、保険の加入や支払いの審査に、検査結果を利用してもいいのかどうか。遺伝子検査を受けた人には、告知を求めるべきなのかどうか。

保険会社側が懸念するのは、検査で病気のリスクがあると分かった人が高額の保険に加入することだ。例えば、乳がんのリスクが高い遺伝子変異が判明した人が、がん保険を申し込むといったケースで、「逆選択」と呼ばれる。

保険会社側は遺伝情報をサービスに活用できるなら、したいのが本音だ。しかし、扱い方を間違うと、世間から厳しい批判を受けることになりかねない。

というのも、苦い経験があるからだ。日本生命など生保各社が販売する生命保険の契約内容を示す約款《やっかん》に、遺伝に関する記載をしていることが2017年に発覚し、批判を浴びた。金融庁が調査したところ、遺伝に関する記載が約款などにあったのは、生保と損保で計33社に上った。いずれも、家族の病歴や遺伝子検査の結果などの遺伝情報を加入審査などに利用していると取られかねない文言だった。

金融庁は「誤解を生みかねない」として、各社に記載を削除するよう指導した。一方で、「かつて家族の病歴などを審査に使っていた際の記載が残り続けていた。実際には、遺伝情報を加入審査や保険金の支払時には使っていない」と説明し、問題の沈静化を図った。日本生命は「家族の病歴を審査に使っていたのは約40年前まで。本人の発症リスクとの関連がはっきりしないため、現在は利用をやめている」と強調した。

しかし、遺伝子検査の結果には発症リスクが明らかに高くなるものもある。

そこで、国内の生保各社が加盟する生命保険協会は2018年、遺伝学の研究者や難病団体の代表らを招いて研修会を始めた。各社から社員が参加し、「RET」と呼ばれるがん遺伝子が検査で陽性だった人に対するがん保険の支払い査定をどうするか、といった具体的な事例を想定しながら議論を続けた。

その成果も踏まえて、生保協会は業界共通の自主ガイドライン作りを進めている。

匿名を条件に取材に応じた協会の担当者によると、遺伝子変異があっても「未発症の状態」であれば告知の必要はなく、遺伝子検査を受けたことも告知は不要という方向でまとまっているという。一方で、議論の内情を次のように明かす。

『未発症の状態』は定義が微妙で、実際にどう扱うのかが実は難しい。医師による治療を受けている方が未発症とは考えにくいが、受けていない方はどうするか。加入者間の公平性は必ず担保しなければならないし、『逆選択』を認めては生保業界が立ち行かない。悩ましいところです」

■「将来の子」の遺伝病検査

「商業主義に基づく取り組みだ」「安易に実施すべきでない」

２０１７年７月、日本遺伝カウンセリング学会や日本人類遺伝学会など計７学会と２つの業界団体が連名で、ある検査に対して倫理面から強い懸念を表明する文書を公表した。問題視したのは、「夫婦遺伝子スクリーニング」と呼ばれる検査だ。

一体どういう検査なのか。人は誰もが何らかの病気の原因となる遺伝子変異を持っている。一見健康な人も、その症状が現れていない「保因者」の可能性がある。夫婦やカップルが同じ病気の原因遺伝子の保因者だと、その病気の子どもが生まれるリスクが高まる。そこで、妊娠前に男女双方の遺伝子を調べ、将来生まれる子どもの遺伝病の発症確率を探る、というのが狙いだ。

計画を進めるのは、遺伝子検査大手のジェネシスヘルスケア社（東京）。提携した米国企業の技術で、夫婦の唾液から筋ジストロフィーをはじめとする１０５０種類もの遺伝病の原因となる遺伝子変異の有無を調べ、将来生まれる子どもの遺伝病の発症確率を予測できるという。日本人での効果を検証する臨床研究をこの年の4月から1年間の予定で既に始めており、国内初のサービスとして「早急な事業化を目指す」とPRしていた。

これに対し、学会側は「検査として提供するには検討が不十分であり、国民に不安を与え、社会的な混乱を招く可能性があり、安易に実施するべきではない」と警告した。

なぜ、「国民に不安を与え、社会的な混乱を招く」と懸念されるのだろうか。

理由の一つは、病気の原因となる遺伝子変異は、検査を受ける本人だけでなく、兄弟姉妹やその子らも共有している可能性があるからだ。日本医学会のガイドラインは、夫婦遺伝子スクリーニング検査のような発症前の遺伝病の診断について「単に被検者個人の問題にとどまらず家系内の問題として対応する必要があります」と指摘。遺伝医療の専門家による遺伝カウンセリングをはじめ、慎重な実施を求めている。

本人以外は遺伝子に関する情報を知りたくないかもしれない。こうした情報によって保険加入などの遺伝差別につながる恐れも考慮しなければならない。

もう一つ大きな理由は、スクリーニング検査の結果が妊娠や出産に影響するからだ。出生前診断や着床前診断の場合は遺伝カウンセリングが必須で、慎重に判断する体制が一定程度整えられている。しかし、ジェネシス社の計画にはこうした体制に関する情報提供はなく、夫婦の唾液から簡単に結果が分かる仕組みと想定された。学会側は、事実上の「出生前の遺伝学的検査（出生前診断：引用者注）や着床前診断に利用できる」と問題点を挙げ、「生命の選択や家族関係の破綻に至る可能性がある」と警鐘を鳴らした。

こうした学会側の懸念について取材すると、ジェネシス社は「研究段階であり、現時点で商業化は計画していない」と答え、やり過ごそうとした。だがその後、実施は困難と判断したのか、サービスの計画中止を発表した。

「『夫婦遺伝子スクリーニング検査』を我が国に広く導入するための検討を目的としたものであり、商業主義に基づく取り組みと言わざるを得ない」

学会側が今回の臨床研究をここまで強く非難した背景には、企業の姿勢に対する不信感もあった。

ジェネシス社はインターネットを通じた消費者向け遺伝子検査ビジネスを展開し、ニューヨーク・ヤンキースの田中将大投手を起用したテレビCMで業績を伸ばしてきた。2020年春には「新型コロナウイルスを検出できる」として楽天が発売したものの、わずか10日間で販売中止する騒動を起こしたPCR検査キットの開発元としても注目された。専門家から検査の正確性を問う声が相次ぎ、ジェネシス社の創業者の経歴詐称も報じられた。

しかし、サービスの計画中止が発表されると、世間からは落胆する声も上がった。ネット上には「どうしてダメなのか」「海外では行われているのに」と、学会側の慎重姿勢に反発する書き込みも散見された。

確かに欧米の一部には、夫婦遺伝子スクリーニングを実施している国や地域がある。

例えば、「アシュケナジム」と呼ばれる東欧系ユダヤ人の集団は、先天性代謝異常のテ

ジェネシスヘルスケア社のイベントには楽天の三木谷浩史会長（中央）や国会議員が出席

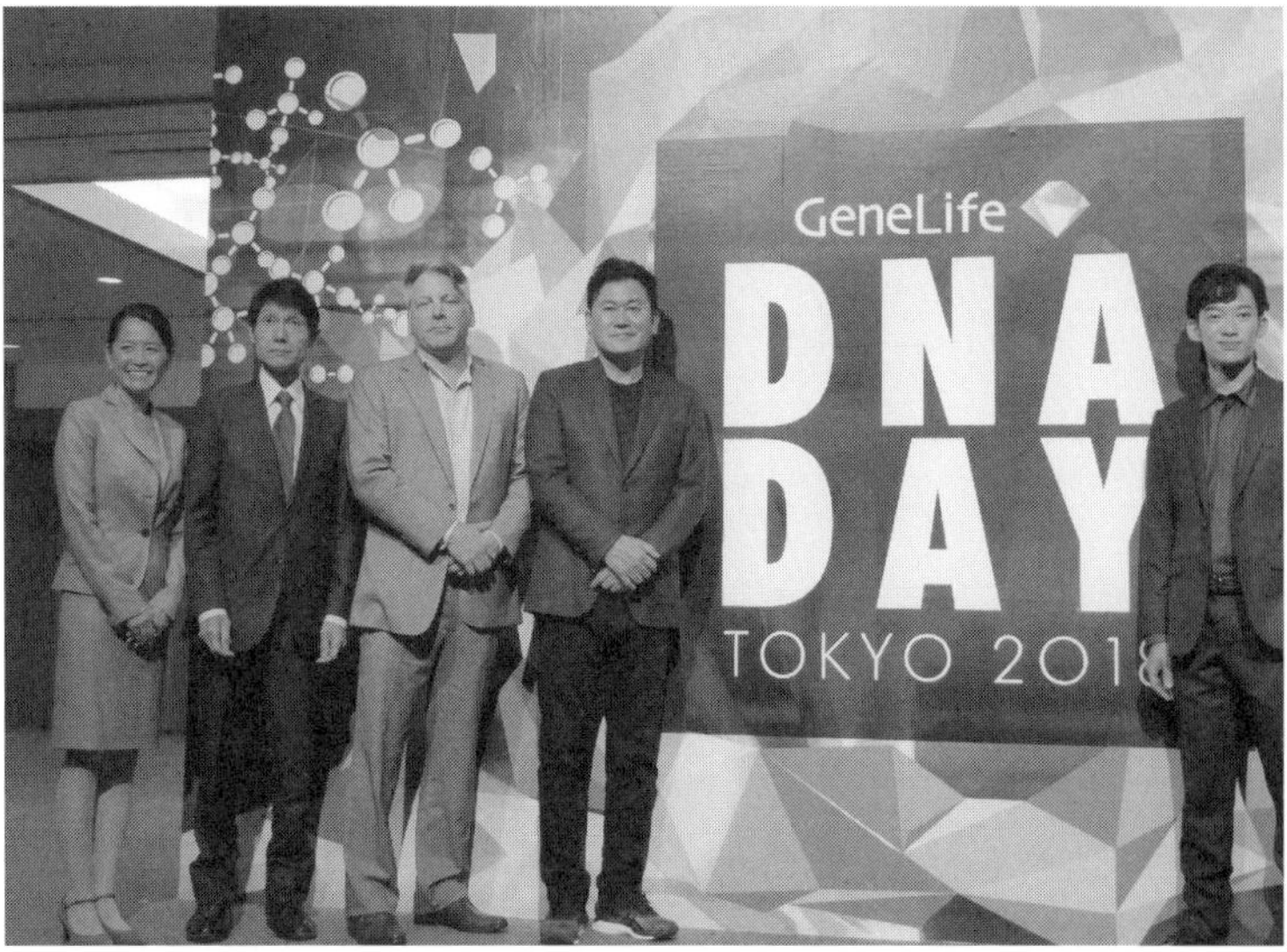

イ・サックス病の発症頻度が高いことが知られている。アシュケナジムが多く住むニューヨークでは、テイ・サックス病のスクリーニング検査が行われている。地中海の東端に浮かぶ島国キプロスでは、一生輸血が必要になるとされる地中海貧血（サラセミア）が頻発するため、同じようにスクリーニング検査が実施されている。

だが、日本人類遺伝学会の松原洋一理事長は、単純な同列化にクギを刺した。

「これらは各地域集団の特性を踏まえて実施されているものだ。（ジェネシス社の）今回の計画はそのような背景もなく、必然性がない」

１０５０種類もの病気の原因遺伝

子を網羅的に調べるというのは、これまでの歴史的経緯や倫理的議論を省みない浅薄な計画と言わざるを得ない。精度が確かなのかどうかも疑問は残る。しかし、日本人に発生頻度の高い遺伝病に限った形などでの夫婦遺伝子スクリーニングが今後計画された場合、私たちの社会は受け入れるのだろうか。

■「遺伝差別禁止法」のはずが

2019年6月、政府が力を入れる「がんゲノム医療」が本格的にスタートした。患者の遺伝子を網羅的に調べ、効果が期待できる抗がん剤を患者ごとに探す新しいがん治療の手法で、「がん遺伝子パネル検査」と呼ばれる。遺伝子を高速で読み解く装置「次世代シーケンサー」を使って100〜300個のがん関連遺伝子を分析し、変異がないかどうかを調べる。厚生労働省は、地域のがん治療の拠点病院など全国167の医療機関で実施する準備を整えた。公的医療保険が適用されることも決まった。

検査の対象となるのは、がんの再発などで標準的な治療では効果が見込めなくなった患者たちだ。開発途中の抗がん剤や、国内では未承認の薬などにも選択肢を広げて薬を探すことで、再び治療が可能になるケースがあり、がん患者にとって「福音」になると期待されている。

ただし、標的となる遺伝子に働く薬の開発はまだまだ途上で、検査を受けても治療につながる人は1〜2割程度にとどまるとみられている。

一方、課題となっているのが個人情報の取り扱いだ。検査で患者本人だけでなく、家族まで遺伝性のがんを発症する遺伝子を持っていることを発見してしまう恐れがある。パネル検査は、そうした遺伝子が10個程度含まれる。「生まれつきがんになりやすい遺伝子変異を持つ」といった情報が知られると、遺伝差別につながりかねない。パネル検査では300個以内の遺伝子を対象にした解析にとどまっているが、並行して全ゲノム（遺伝情報）の解析を用いる研究も進んでいる。

こうした遺伝情報に基づく差別を禁じる法整備の必要性は、以前から指摘されてきた。海外ではフランスが2004年に遺伝的特徴を理由にした差別を禁止し、米国は2008年に遺伝情報差別禁止法を設け、保険や雇用分野で差別的扱いを禁じた。ドイツやカナダなども法的に禁止項目を設けている。しかし、日本には法規制がなく、「周回遅れだ」と専門家から批判されてきた。

2018年、ようやく国内でもこの状況を改善しようと、与野党の国会議員が超党派で「適切な遺伝医療を進めるための社会的環境の整備を目指す議員連盟」を発足させた。

「ゲノム医療は『健康・医療戦略推進法』の下で進められており、その体制下では医療の産業化と経済成長に主眼が置かれがちです。懸案の遺伝差別禁止を法的に実現したい」

議連の事務局長で、医師でもある薬師寺みちよ参議院議員は発足当初、私たちの取材にこう語り、議員立法に意欲をみせた。議連は勉強会を重ね、患者団体や遺伝医療の専門家からも意見を聞いてきた。

そして、2019年3月、練り上げた法案の骨子案を了承した。だが、その名称はなぜか「ゲノム医療推進法案」となっていた。

骨子案は、ゲノム医療の研究開発に対する助成や、情報を集積するデータベースの整備、遺伝の専門家らによる相談支援体制確保といった施策を国に義務付けるなど、文字通り「推進」を図る内容。遺伝差別の防止も一言入るものの、米国の遺伝情報差別禁止法などと異なり、保険の加入拒否や解雇などの具体的な禁止事項と罰則の明記は見送る方向となった。

ゲノム医療を進める意義は確かにあるが、当初目指していた法案からは変質しているのではないか。議連会長を務めるのは、自民党の尾辻秀久元厚生労働相。旧優生保護法の被害者への一時金支給法案作りも主導したベテラン議員は、私たちの疑問に次のように答えた。

「議員立法で一番難しいのは0を1にするとき。抵抗勢力が必ず出てきますから。まずは法律を作らないといけない」

議連はゲノム医療推進法案の国会提出を目指しているが、政局やさまざまな思惑が絡み、2020年になっても実現はしていない。

遺伝差別を防ぐ最も基本的な法整備が放置されたまま、日本はゲノム情報の利活用だけが先行している。遺伝子に変異がない人はいない。差別の対象に誰もがなり得るのだ。

終章　なぜ「優生社会」化が進むのか　他人事ではない時代に

■知らないことによる不安

本書は、現代のさまざまな優生思想が問われる現場の実態を報告してきた。

なぜ「優生社会」化が進むのか。どうすれば歯止めをかけることができるのか。その問いの答えを私たちが出すことはできない。おそらく安易に出すべきでもないだろう。読者の方々に、一人一人に、考えてもらうことに意味があるはずだ。そのための、ささやかな足がかりを記したい。

新型出生前診断（NIPT）の実施施設拡大の裏には、目先の利益を優先して、妊婦らの不安を煽る企業や医療者の姿があった。ダウン症などの子どもが生まれることを脅威であるかのように言い募って集客し、より高額な検査に誘導し、「妊婦のため」と主張して正当化する。慎重だった学会も、利権争いに躍起《やっき》になっている。そんな実態を明らかにした。

しかし、拡大が進むのはニーズがあるからでもある。出生前診断の利用件数は増え続けている。これまでＮＩＰＴの無認定施設を中心に、多くの利用者から話を聞いてきた。「高齢妊娠でリスクが高いから」「夫婦共働きで、障害児を育てる時間がない」「生活に余裕がなく、お金がかかると困る」……。それぞれの事情があり、「自己決定」した結果が集まって、「社会の決定」となっている。

「地価が下がる」「住環境が悪化する」……。そんな根拠のない偏見に基づいて、障害者施設の建設に反対する運動が各地で問題化している現実も描いてきた。「地域住民の安全を守れ」などと書いた旗を住宅街に並べている人々は、障害者は危険だと思い込み、施設で暮らすのがどういう人たちなのかを見ることもなかった。

共通する恐れや不安。それは、対象を知らないことから生じるのではないだろうか。自分の生活が、人生が、一変してしまうかもしれない。そんなことは許されないと。

逆に言えば、障害や病気の程度や状態は一人一人全く違うのに、あまりにステレオタイプなイメージがあるのかもしれない。

どんなに妊娠や出産前に検査をしても、生まれてくる子どもの障害や病気が全て分かるわけではない。出産時のトラブルなどで障害が残ることもあり得る。事故や病気などさまざまな事情で後天的に障害を負うことも、心を病むこともある。生まれてくる子どもだけでなく、自分自身も同様だ。事故のリスクだけでなく、誰もが老いれば心身は弱っていく。

それなのに他人事として片付け、自分とは違う存在として区別し、排斥してしまう。

その考えはいつか、自分に返ってくるかもしれない。

多くの重い障害のある人たちが、入所施設や精神科病院に追いやられている。統計上、施設で暮らす知的障害者は12万人、身体障害者は7万3000人。そして精神科病院には30万人以上の人が入院している。特に関わることがなければ、のべ50万人近くがそこにいることを知る機会は乏しい。まして、どんな人々がいるのか、そこでの暮らしや置かれた状況に想像力を働かせることはほとんどないだろう。

想像力を働かせることは大切だ。しかし、きれい事だけで片付けることはできない。

重い障害や病気の実情をよく知る親や医療者らが、着床前診断やゲノム編集を望む場合があることも、詳述してきた通りだ。介護などの負担の重さ、福祉の不足などは以前から指摘され、徐々に改善はしていても個々人に合う形になっていない。周囲の差別的言動や無理解によって孤立を深めていく。そこに技術革新が進み、選択肢が広がってきた。

新たな技術の利用を望む親たちの切実な願いには胸を打たれる。だが、そんな願いとは裏腹に、ここでも営利をむさぼるビジネス化の影がある。さらには同じ技術によって、存在が否定されてしまうと傷つく障害や病気の当事者とその家族がいる。

問題は重層的で、複雑さを増しているように見える。

■「その方が楽で都合が良い」

「優生思想は、いろんな言い方があるでしょうが、『他人にとっての損得・価値によって、時に人を生まれないようにし、時に死んでもらおうという考え』です。そして単に考えでなく、実践がある」

障害学会の会長で、病い、老い、障害とともに生きることから社会を考察する「生存学」を提唱する立岩真也・立命館大学教授（社会学）は、優生思想についてこう語る。

「私たちはそれを支持してしまうところがある。その方が楽で都合が良いからです。私はそういう気持ちがあることを自覚した方がよいとは思いますが、『そうした気持ちを根絶しなきゃいけない、そんなことはできない、だからなくすことは無理だ、終わり……』というのは最悪だと思います。心根を変えるなんてことはできないかもしれない、しかし、そういう心性があろうとなかろうと、結果として人の生を否定し困難にしてしまうなら、それはダメだということです。

もう一つ、優生思想は人を支える負担の重さの下で栄えます。負担そのものをなくすことはできないけれど、1人に、多くは家族に、重くのしかかる度合いを減らすことはできます」

日本の国力低下が指摘され、人々が不安になる要素は事欠かない。排外主義のうねりも高まっている。そんな時代や政治の影響もあるかもしれない。その状況で技術が進み、選

強制不妊手術を巡る国家賠償訴訟で仙台地裁に入る原告側弁護団

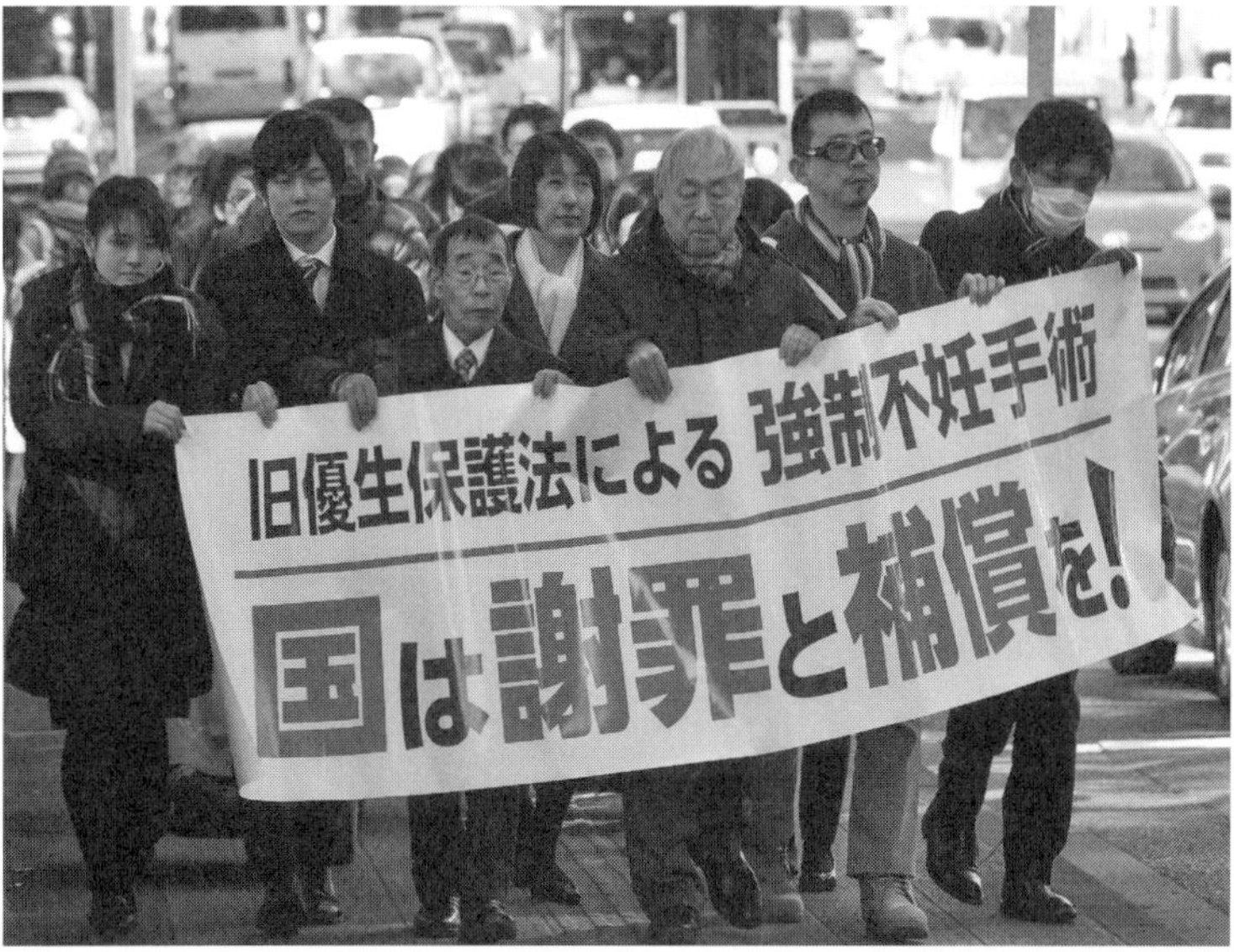
旧優生保護法による 強制不妊手術
国は謝罪と補償を!

別や排除の対象が広がりつつある。だからこそ、歴史の教訓も再確認したい。

国内で少なくとも2万5000人に不妊手術を強いた旧優生保護法や、それを支えた優生学が目指したのは「不良な子孫」の出生防止であり、「優良な子孫」の出生増加だった。強制不妊の標的となったのは主に障害者で、旧優生保護法の別表には「不良」と決めつけられた病気や障害の名称が列挙された。貧しさゆえに教育を受けられなかったり素行不良とみなされたりした少年少女たちも、知的障害や精神障害などと一括りにされ、排除の対象とされた。

優生政策は戦後復興や社会防衛

など、時代の要請に応える形で国や自治体が旗を振り、公的に進められた。学術界やメディアも片棒を担いできた。1966年に兵庫県が始め、全国に広がった施策「不幸な子どもの生まれない運動」は、「障害＝不幸」とレッテルを貼り、あたかも「本人のため」といった善意を装って、公費で障害者への強制不妊手術や出生前診断を推進した。

こうした事実が日本では21世紀になって「再発見」され、2019年4月に強制不妊の被害者救済に向けた一時金支給法が議員立法で成立。安倍晋三首相は反省とおわびを表明した。決して繰り返してはならない愚行として教訓は共有されたはずだ。

国家が推進した強制不妊は姿を消した。しかし、一方的に命に優劣をつけ、「生産性が低い」と決めつけた人々を排除しようとする本質は、日本社会に深く根を張っている。相模原殺傷事件はあまりに露骨だが、障害のある人たちに子どもを産ませない圧力は今もある。医療費削減のため終末期医療での安楽死推進を求める声も根強い。今後は、遺伝差別といった形で広がっていく恐れがある。時代や政治のせい、だけでは済まされない。

■「総障害者化」という分岐点

歳を取れば誰もが障害を抱える。足腰が弱り、目や耳も衰える。認知症にもなるだろう。また、個人の遺伝情報の可視化が進めば進むほど、誰もが「異常」とされる恐れが高まる。他人事ではなく、「自分たちの問題」として考えていけるだろうか。

新型コロナウイルスの感染拡大が続く渦中の2020年4月、著書『五体不満足』で知られる作家の乙武洋匡さんが、自身のブログにつづったコラムに反響が寄せられた。

「日本でも度重なる外出自粛要請が出され、街中から人の姿が減っています。そうした生活になって一ヶ月近くが経ち、みなさんもかなりのストレスを感じていらっしゃるのではないでしょうか。

自由に仕事ができないって、しんどいですよね。

自由に学校に通えないって、しんどいですよね。

自由に遊びに行けないって、しんどいですよね。

でもね、知ってほしいんです。この世の中には、コロナが蔓延《まんえん》する前から、そうした生活を強いられてきた人々がいることを。そう、私たちの社会には障害や病気とともに生きる人々がいます」

こう切り出した乙武さんは「私のような車椅子ユーザーにとって、白杖を使用する視覚障害者にとって、毎朝、満員電車に揺られて会社へ通勤するというのは至難の技です。それが必須とされるかぎり、どんなに優秀で、どんなにスキルが高くても、彼らは労働市場からは排除されてしまいます」と自らの経験も示しながら課題を指摘し、「リモートワークが普及してくれたら」と願ってきたが、状況は全く変わらなかったと振り返った。

ハードルがあるのは仕事面だけでなく、教育でも遊びの面でも同じだという。

「挙げ始めたら、キリがないんです。社会は『多数派』のために作られているので、いくら『少数派』が苦しんでいても、排除されていても、『多数派』は知らん顔なんです。だから、ちっとも変わらないんです。それが、一気に変わり始めました」

コロナ禍に直面した社会は外出が問題視され、仕事はリモートワークが奨励されるようになった。学校もオンライン授業が当たり前のようになった。

「あれだけ熱望したのに、あれだけ声を上げていたのに、ちっとも耳を傾けてもらえなかった。ところが、いざ『自分たち』が同じような困難に直面したら、これだけスピーディーに、これだけダイナミックに世の中は変わっていくんだなって。やっぱり、ちょっと、悔しいんですよ」

そう本音をつづった乙武さんは、新型コロナウイルスが収束して人々が日常に戻ったとしても、「戻れない人々」がいることへの理解と配慮を訴えた。

「そんな、みなさんの『日常』に戻れない人々がいることを忘れずにいてほしいのです。コロナが消え失せても、満員電車には乗れない人々がいるのです。コロナが消え失せても、学校には通えない人々がいるのです。コロナが消え失せても、劇場やライブハウスにいけない人々がいるのです。選択肢を増やしてほしい。それが私の願いです」

コロナ禍に伴う人々の意識や社会の変化にささやかな希望を見出すのは、小児科医で東京大学先端科学技術研究センターの熊谷晋一郎准教授も同様だ。生後間もなく脳性まひによって手足が不自由になり、車椅子で生活する障害の当事者として、障害と社会との関係について研究を続けている。

「コロナをきっかけに、誰もが不便を感じる『総障害者化』が起きた」

外出自粛やソーシャルディスタンス（社会的距離）の確保などで人々の活動が制限され、不自由になった状況を、熊谷さんはこう表現する。

「普通の体のイメージとは異なる体を持っているという障害の捉え方を、『障害の医学モデル』と言います。もう一つは、『障害の社会モデル』。私たちが住んでいる社会は、建物も道具や慣習も多数派にとって都合が良いようにできていますが、その時々の社会環境への馴染まなさを障害と呼びます。コロナで社会の側ががらりと変わったことで、みんな馴染まず、摩擦を感じるようになった。その意味で、社会モデルの観点からすると『総障害者化』が起きたのです」

熊谷さんは「総障害者化」が起きたことを単純に喜んでいるわけではない。

「社会モデルの障害は少ない方がいい。だから、それ自体はデメリット。ですが、一人一人の生活を細かに見ると、なくなった障害と新たに発生した障害がある。トータルで見るとみんな不便になったような気がしますが、なくなったものもある。これはとても大事なことです」

その上で、人々がお互いにわかり合える期待と、逆に差別を強める恐れとの「分岐点」にいると指摘する。

「多くの人が社会との間に摩擦を経験しているということは、可能性としては仲間になれる。みんな経験しているからみんなのテーマになった。そこに連帯の可能性がある。ただ、コロナ禍で『総障害者化』した結果、余裕がなくなることによって、他人のニーズを後回しにして、自分のニーズを先にするということも起きうる。

だから分岐点です。連帯の方に行くのか、それともかえって苛烈な形で、自分よりも深刻な状況に置かれた人のニーズを蹴落としていくような方に行くのか、どちらかに枝分かれしている」

枝分かれした未来に、私たちが進むべき方向は決まっているだろう。

「優生社会」化の先にあるのは、誰もが新たな差別の対象となるディストピアなのだから。

あとがき

「優生」の正体は何だろう？

なぜ人は、自分と異質なものを遠ざけ、排除しようとするのか？

そんな問いを胸に、取材を続けてきた。

きっかけは、国家による戦後最大の人権侵害である旧優生保護法（１９４８〜１９９６年）の取材だ。特定の障害や疾患のある人を「不良な子孫」と決めつけ、２万５０００人もが不妊手術を受けさせられていた。なぜ差別的な法律ができ、改正まで半世紀も見過ごされ、21世紀に入っても被害者は救済されなかったのか。どのような歴史状況やシステムの下、人権侵害が起きたのか知りたくて、古い資料を読み漁り、現場を歩いた。

強制不妊の標的は、障害者だけでなく、貧しい人、非行少年にも広がっていた。国全体が貧しく、高度成長を目指し、弱者を救済する余裕もない。「そんな時代だった」と多くの人から聞かされた。しかし、有無も言えずに手術を強いられた人たちから見れば、「そんな時代」では済まされない。

強烈な優生思想に基づき法律を立案した国会議員、それを容認した集団の圧力、施策として遂行した行政や医療、福祉現場の人たち……。法律の源流をたどると人間が持つ本質的な差別意識に触れ、その暴力性がいつむき出しになるか分からない怖さに、私は足がすくんだ。

その、ぞっとするような感覚は、本書の取材でも続いている。

現代の「優生」は過去とちがって、そこに技術の進歩があること、ビジネス化していることだ。新型出生前診断（ＮＩＰＴ）は技術の進歩で胎児の「見える化」が進んだ。検査で儲けようとする業者のビジネスによって、妊婦やカップルの「自己決定」は歪められていないだろうか。

病院では、新生児医療が進歩する一方、障害がある子どもが親に見捨てられていた。障害者施設への反対運動を取材すると、一見、普通の人が、グループホームの住人を指して「あの人たち、何をするか分からない」と声を潜める姿に、やりきれなさを感じた。

一方で、「選別される側」の人たちは、必死に生きていた。

親が迎えに来ないために病院で暮らす「よっちゃん」に会いに行くと、いつも手足をばたつかせ、笑顔で迎えてくれた。抱っこすれば柔らかな肌は温かく、幼い子が持つ独特のいのちの輝きを放っている。「短命」と言われた13トリソミーの一華さんは家族に囲まれ、安心した表情で穏やかに暮らしていた。

そうした人たちと共に生き、支える人たちも多い。福祉や医療の現場では、揺るぎない信念を持ち、仕事や制度の枠を超えて、体を張って弱者の側に立ち続ける「超人的な当事者」や「筋金入りの支援者」に度々出会ってきた。

そして、そこにあるのは負担や苦労だけではなく、豊かな価値観が広がっている。障害者の芸術作品が評価され、認知症の人たちが働く「注文をまちがえる料理店」が話題になるなど「できないことを楽しみ」、障害がある人の世界観を映し出した作品の魅力を理解する人たちは少なくない。能力主義とは違うものに価値を見いだし、それが豊かさをもたらすと実感している人は確実にいるのだ。一人一人が出会い、関係を築き、豊かな日々を積み重ねることが差別をなくし、ヘイトを無力化していく。

「非生産的」なものを切り捨てる社会は、「健常者」たちをも息苦しくしている。そのことに本当は、誰もが気づいているはずだ。


「あなただって五体満足な子どもを望むでしょう。それは優生思想ではないのか？」

出生前診断に慎重な立場で取材を続ける私は、こう問われることもあった。

子どもの安寧を願う気持ちと、障害があるという理由でその命を排除しようとすることには大きな距離があると感じる。誰もが大切な人に「生きていてほしい」と願う。次に「五体満足で」と願うだろう。

でもそれは、子どもに障害があった場合、社会のインフラも、周囲の理解も十分でない現状があるからだ。だとしたらまずは、どんな子どもでも生み育てられるために何が必要か、社会全体で一つ一つ考えていくことが先だと思う。

障害があってもなくても、子どもや家族と共に「ただ生きること」は幸福な時間だ。その幸せを願う親の思いを挫けさせるような社会の障壁があるなら、一つでもそれを取り除くことに目を向けたい。

「優生思想」という言葉は漠然と使われているけれど、「優生の正体」とは何だろうか。子どもの安寧を願う気持ち＝優生思想ではない。安寧を願っているのに、最終的に個人が「排除」へと選択を迫られかねない社会を放置しておくこと、弱者と共に生きる方法を考え続けることを放棄してしまう「怠惰な思考」こそが、優生思想なのではないだろうか。

本書は、新聞協会賞を受賞したキャンペーン報道「旧優生保護法を問う」取材班だった2人で細々と続けてきた。私たちだけでは追いきれない問題も多く、取り上げることができたのは、氷山の一角に過ぎない。善悪が明瞭でない領域に踏み込む躊躇《ちゅうちょ》も大きく、社会に根深く張り巡らされた闇の大きさに、度々無力感に襲われた。それでも続けることができたのは、取材で出会った人たちのおかげだ。すべての人に心から感謝したい。

書籍の作業が終わりに差しかかった頃、京都で神経難病である筋委縮性側索硬化症（ALS）の女性に依頼され、薬物を投与し殺害したとして主治医ではない医師2人が逮捕される事件が起きた。歪んだ倫理観を持つ医師が金銭を得て請け負った嘱託《しょくたく》殺人で、これまで終末期医療の現場で起きてきた「安楽死」とは全く異なるものだ。

しかし、一部政治家などからは早速、安楽死・尊厳死の法制化議論が湧き起こった。被害者が難病、障害者であるというだけで、「安楽死」が浮上し、社会に漂う優生思想をたぐり寄せてしまうところが、相模原殺傷事件と通底《つうてい》する。

奇しくも、東京本社から京都に異動した千葉がこの事件を追っている。

優生思想とのたたかいは、終わりそうにない。ざらりとした現実に、目を逸らさず、見続けたい。

２０２０年10月　上東麻子

●主要参考文献

青木延春『優生結婚と優生断種』（龍吟社　1941年）
荒木精之『谷口弥三郎伝』（谷口弥三郎顕彰会　1964年）
アリシア・ウーレット　安藤泰至／児玉真美・訳『生命倫理学と障害学の対話』（生活書院　2014年）
石井哲也『ゲノム編集を問う─作物からヒトまで』（岩波書店　2017年）
石原理『生殖医療の衝撃』（講談社　2016年）
岡田靖雄『日本精神科医療史』（医学書院　2002年）
岡部耕典編『パーソナルアシスタンス　障害者権利条約時代の新・支援システムへ』（生活書院　2017年）
河東田博『入所施設だからこそ起きてしまった相模原障害者殺傷事件』（現代書館　2018年）
北住映二ほか「障害児入所支援の質の向上を検証するための研究」（厚生労働科学研究費補助金厚生労働科学研究事業2016年度研究報告書　1─86）
窪田昭男ほか『周産期医療と生命倫理入門』（MCメディカ出版　2014年）
児玉真美『殺す親　殺させられる親』（生活書院　2019年）
齋藤有紀子編著『母体保護法とわたしたち　中絶・多胎減数・不妊手術をめぐる制度と社会』（明石

書店　2002年）
坂井律子『ルポルタージュ出生前診断―生命誕生の現場に何が起きているのか？』（日本放送出版協会　1999年）
佐々木愛子ほか「日本における出生前遺伝学的検査の動向1998―2016」（『日本周産期・新生児医学会雑誌』54（1）2018年）
白井千晶「『日本における妊娠葛藤・養育困難相談および養子縁組支援の現状と制度設計に関する研究』報告書」34―39　三菱財団社会福祉事業・研究助成　2017年）
鈴木静「社会福祉施設および人権のにない手としての福祉労働者―津久井やまゆり園殺傷事件を契機に―」（『社会保障法』第34号　28―46　2018年）
立岩真也・杉田俊介『相模原障害者殺傷事件　優生思想とヘイトクライム』（青土社　2017年）
ダニエル・J・ケブルズ　西俣総平・訳『優生学の名のもとに―「人類改良」の悪夢の百年』（朝日新聞社　1993年）
谷口弥三郎・福田昌子『優生保護法解説』（研進社　1948年）
土屋敦「『不幸な子どもの生まれない運動』と羊水検査の歴史的受容過程　『障害児』出生抑制政策（1960年代半ば―70年代初頭）興隆の社会構造的要因」（『生命倫理』17（1）190―197　2007年）
利光恵子『受精卵診断と出生前診断―その導入をめぐる争いの現代史』（生活書院　2012年）
永井潜「民族衛生の使命」（『民族衛生』1（1）2―14　1931年）

仁志田博司『出生と死をめぐる生命倫理』(医学書院　2015年)
野村恭代『施設コンフリクト　対立から合意形成へのマネジメント』(幻冬舎ルネッサンス新書　2018年)
福田邦三「民族衛生学の理念」(「民族衛生」42(6)　357―361　1976年)
藤井克徳『わたしで最後にして　ナチスの障害者虐殺と優生思想』(合同出版　2018年)
藤井克徳ほか『いのちを選ばないで　やまゆり園事件が問う優生思想と人権』(大月書店　2019年)
フランシス・S・コリンズ　矢野真千子・訳『遺伝子医療革命　ゲノム科学がわたしたちを変える』(NHK出版　2011年)
マイケル・J・サンデル　林芳紀/伊吹友秀・訳『完全な人間を目指さなくてもよい理由―遺伝子操作とエンハンスメントの倫理』(ナカニシヤ出版　2010年)
毎日新聞取材班『強制不妊―旧優生保護法を問う』(毎日新聞出版　2019年)
松永正訓『いのちは輝く　わが子の障害を受け入れるとき』(中央公論新社　2019年)
宮本信也・塩川宏郷「メディカル・ネグレクトに関する調査報告」(「子どもの虐待とネグレクト」7(2)　190―196　2005年)
山中美智子ほか『出生前診断　受ける受けない誰が決めるの?　遺伝相談の歴史に学ぶ』(生活書院　2017年)
山本卓編『ゲノム編集入門』(裳華房　2016年)

主要参考文献

優生手術に対する謝罪を求める会編『増補新装版　優生保護法が犯した罪　子どもをもつことを奪われた人々の証言』（現代書館　２０１８年）

横田弘『増補新装版　障害者殺しの思想』（現代書館　２０１５年）

吉益脩夫『優生学』（南江堂　１９６１年）

米本昌平ほか『優生学と人間社会　生命科学の世紀はどこへ向かうのか』（講談社　２０００年）

ロバート・Ｆ・ワイヤー　高木俊一郎／高木俊治・訳『障害新生児の生命倫理　選択的治療停止をめぐって』（学苑社　１９９１年）

ＰｗＣコンサルティング合同会社「医療機関における被虐待児童の実態に関する調査」（２０１９年）

Jennifer A. Doudna, Samuel H. Sternberg　*A Crack in Creation: Gene Editing and the Unthinkable Power to Control Evolution*　Houghton Mifflin Harcourt　2017

National Academy of Sciences; National Academy of Medicine　*Human Genome Editing: Science, Ethics, and Governance*　The National Academies Press　2017

Nuffield Council on Bioethics　*Genome editing and human reproduction: social and ethical issues*　2018
https://www.nuffieldbioethics.org/publications/genome-editing-and-human-reproduction
（最終閲覧 2020.6.30）

日本産科婦人科学会、日本小児科学会、日本人類遺伝学会などの学会誌、日本学術会議の提言、新聞各紙の報道なども参考にした。

■優生思想をめぐる近年の主な出来事■

２０１６年　７月　障害者施設で入所者ら45人が殺傷される「相模原殺傷事件」が発生
　　　　　　11月　日本医学会などが「新型出生前診断」の無認定施設での中止を求める声明
２０１７年　２月　日本産科婦人科学会が「着床前スクリーニング」の特別臨床研究
　　　　　　５月　改正個人情報保護法施行。ゲノムは個人情報の一種に
　　　　　　７月　「夫婦遺伝子スクリーニング検査」の臨床研究に9学会・団体が懸念表明
２０１８年　１月　旧優生保護法に基づく強制不妊で初の国家賠償請求訴訟
　　　　　　５月　日本精神科病院協会会長が「精神科医にも拳銃を持たせてくれ」
　　　　　　７月　自民党の杉田水脈衆院議員が月刊誌で「ＬＧＢＴの人は生産性がない」
　　　　　　11月　中国の研究者が「ゲノム編集ベビー」誕生を発表
２０１９年　１月　終末期の医療費削減を求める落合陽一氏と古市憲寿氏の対談が波紋
　　　　　　３月　新型出生前診断で日本産科婦人科学会が拡大案。他学会が懸念表明
　　　　　　　　　超党派議連が「ゲノム医療推進法」骨子案を了承
　　　　　　　　　公立福生病院で人工透析中止を医師が提案し、患者が死亡したとの報道
　　　　　　４月　旧優生保護法の被害者に対する一時金支給法が成立
　　　　　　　　　政府、ヒト受精卵ゲノム編集の法規制の検討開始

5月　旧優生保護法下の強制不妊、仙台地裁で初判決。旧法は「違憲」と認める
　　障害者施設建設を巡り横浜市で紛争解決申し立て。各地でも反対運動
6月　新型出生前診断で日本産科婦人科学会が拡大案を凍結。国が初の検討会へ
7月　重度身体障害者の舩後靖彦、木村英子の2氏が参院選で初当選

2020年

1月　日本産科婦人科学会が「着床前診断」拡大方針。有識者倫理審議会を設置
　　精神疾患のある二人が母体保護法下での不妊手術で人権救済を申し立て
3月　新型コロナウイルス感染拡大に備え、識者有志が人工呼吸器の配分で提言
　　相模原殺傷事件で横浜地裁が死刑判決。被告が控訴取り下げ死刑確定
7月　京都のALS女性への嘱託殺人事件で2医師を逮捕
　　事件に関連して一部政治家らが「安楽死法制化」を提案

装丁　関口聖司
写真　アダム・フス（Adam Fuss）

千葉紀和（ちば・のりかず）
毎日新聞記者。1976年広島県出身。英リーズ大学大学院地球環境学研究科修了(MSc:Sustainability)。生命科学や医学、宇宙開発、軍事技術分野などを長く取材。キャンペーン報道「旧優生保護法を問う」取材班で2018年度新聞協会賞、石橋湛山記念早稲田ジャーナリズム大賞奨励賞受賞。個人では「日本学術会議　軍事研究否定見直し検討のスクープと軍事と学術の接近を巡る一連の報道」で2017年度新聞協会賞候補。共著に『強制不妊——旧優生保護法を問う』(毎日新聞出版)。論説に「進化するAI兵器　問われる科学者」(岩波書店「世界」2019年10月号）など。千葉大学元非常勤講師（科学技術倫理学)。

上東麻子（かみひがし・あさこ）
毎日新聞記者。東京都出身。早稲田大学第一文学部卒業、1996年毎日新聞入社。佐賀支局、西部本社、東京本社くらし医療部などをへて統合デジタル取材センター。障害福祉、精神医療、性暴力などを取材。キャンペーン報道「旧優生保護法を問う」取材班で2018年度新聞協会賞、石橋湛山記念早稲田ジャーナリズム大賞奨励賞受賞。共著に『強制不妊』(毎日新聞出版)。論説に「地域移行を阻む施設反対運動」(現代書館「福祉労働」2020年6月)。発達障害白書2021（明石書店）など寄稿多数。

ルポ「命《いのち》の選別《せんべつ》」
誰《だれ》が弱者《じゃくしゃ》を切《き》り捨《す》てるのか？

2020年11月30日　第1刷発行

著　者　千葉紀和《ちばのりかず》
　　　　上東麻子《かみひがしあさこ》
発行者　島田　真
発行所　株式会社　文藝春秋
東京都千代田区紀尾井町3-23
電話　03(3265)1211
郵便番号102-8008

印刷所　萩原印刷
製本所　加藤製本
組　版　東畠史子

ISBN978-4-16-391304-9